U0105152

四时

健康药膳精选

王嘉锋 吴 彦 主编

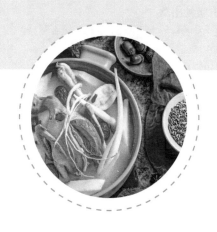

全国百佳图书出版单位

中国中医药出版社

·北 京·

图书在版编目（CIP）数据

四时健康药膳精选 / 王嘉锋，吴彦主编 . —— 北京：
中国中医药出版社，2024.3（2024.6重印）
ISBN 978-7-5132-8576-6

Ⅰ . ①四… Ⅱ . ①王… ②吴… Ⅲ . ①药膳 Ⅳ .
① R247.1

中国国家版本馆 CIP 数据核字 (2023) 第 231097 号

中国中医药出版社出版

北京经济技术开发区科创十三街 31 号院二区 8 号楼
邮政编码　100176
传真　010-64405721
北京盛通印刷股份有限公司印刷
各地新华书店经销

开本 880×1230　1/32　印张 4.75　字数 102 千字
2024 年 3 月第 1 版　2024 年 6 月第 2 次印刷
书号　ISBN 978 - 7 - 5132 - 8576 - 6

定价　29.80 元
网址　www.cptcm.com

服 务 热 线　010-64405510
购 书 热 线　010-89535836
维 权 打 假　010-64405753

微信服务号　zgzyycbs
微商城网址　https://kdt.im/LIdUGr
官 方 微 博　http://e.weibo.com/cptcm
天猫旗舰店网址　https://zgzyycbs.tmall.com

如有印装质量问题请与本社出版部联系（010-64405510）
版权专有　侵权必究

《四时健康药膳精选》
编委会

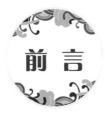

前言

药膳是岭南地区许多家庭非常熟悉的一种药食方法，它是在中医学、烹饪学和营养学理论指导下，将中药与某些具有药用价值的食物相配，通过饮食烹调技术而制成的具有一定色、香、味、形的食品。它把中国传统的医学知识与烹调经验相结合，既将药物作为食物，又将食物赋以药用，相辅相成，相得益彰。

药膳文化源远流长，具有治疗作用的药膳起源可以追溯到夏王朝。《黄帝内经》中更是多处记载饮食疗法的重要性。"凡欲诊病者，必问饮食居处。""药以祛之，食以随之。""天食人以五气，地食人以五味。""毒药攻邪，五谷为养，五果为助，五畜为益，五菜为充，气味合而服之，以补精益气。"中医注重天人相应，辨证论治，药膳亦是如此。春温、夏热、秋凉、冬寒，一年四季各不相同，因此人的饮食起居亦要重视"天人相应"，顺势而为。如春夏温热，药膳宜偏清凉；长夏多湿，药膳宜淡渗利湿；秋季多燥，药膳宜甘凉滋润；秋冬寒凉，药膳宜偏温热。

广州市黄埔区中医医院微信公众号"每周一膳"栏目从2020年3月开始推送以来，累计浏览量达数十万人次，备受好评！本书汇编选取100道药膳，其中春、夏、秋、冬四季膳食各25道，以飨读者。

秉着传承中医药文化药食同源理念，我们选取的药膳多为岭南经典膳食，或为寻常家膳，性质相对平和，制作简便，体现了岭南饮食文化特色，同时能够有针对性地用于某些病证的治疗或辅助治疗，调整阴阳，使之趋于平衡，达到"有病治病，无病强身"的作用，助力疾病的治疗和身心的康复。

此书既是医院治未病科药膳文化推广工作的浓缩，也是全国基层名中医、广东省名中医郝建军主任医师名医工作室中医药科普工作的阶段性成果。

王嘉锋

2023年5月29日

目 录

第二章 夏之药膳 035

第四章 冬之药膳　105

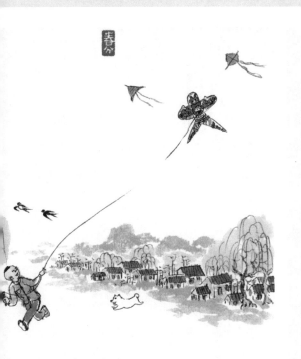

第一章

春之药膳

春天在饮食方面，首先要遵守《黄帝内经》里提出的"春夏养阳"的原则，也就是说，在饮食方面，宜适当多吃些能温补阳气的食物。李时珍《本草纲目》引《风土记》里主张"以葱、蒜、韭、蓼、蒿、芥等辛嫩之菜，杂和而食"，葱、蒜、韭可谓是养阳的佳蔬良药。

春季属木，五脏对应于肝，肝木过旺则克制脾土，所以春季饮食应"减酸增甘"，勿过食山楂、乌梅、橘子等酸味食物，宜适当增加大枣、山药、蜂蜜、胡萝卜、南瓜、马铃薯等甘味食物。

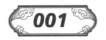

升阳开胃益气——腌笃鲜

立春过后雨水将至，天气变化不定，是全年寒潮出现最多的时节，忽冷忽热，乍暖还寒。又值春节假期，饮食积滞易损伤脾胃阳气，节后返工易神疲乏力，食少倦怠。腌笃鲜这款特色美食，荤素搭配，清爽鲜美，能升阳开胃。

材料： 猪排骨300克，咸肉150克，竹笋150克，百叶结50克，葱结、姜片适量。

做法：

1. 将竹笋剥壳切块；排骨切块；咸肉切片。

2. 将百叶结冷水下锅煮沸后捞起，沸水下竹笋焯熟。

3. 咸肉冷水下锅，煮沸焯熟；另起一灶，排骨冷水下锅，放姜片煮沸焯熟。

4. 煲锅中加入足量清水，放入排骨、咸肉、姜片、葱结、1勺料酒，大火烧至水开以后转中火炖煮45分钟；再放入竹笋、百叶结、适量食盐，大火煮沸后小火炖煮15分钟即可。

功效： 升阳开胃益气。

春笋味道鲜嫩清淡，纤维素含量很高，含有充足的水分、丰富的植物蛋白及钙、磷、铁等人体必需的营养成分和微量元素，有帮助消化、防止便秘的功能。所以春笋是高蛋白、低脂

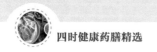

肪、低淀粉、多粗纤维素的营养美食。现代医学证实，吃笋有化痰、消食、利便等功效。

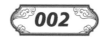

祛风邪止头痛——葛根川芎白芷炖鱼头

春季为风邪主令。《黄帝内经》记载"风为百病之长"，风邪居于外来致病因素的第一位。春季人体阳气升发，肌肤腠理疏松开放，容易被外来风邪所侵。风为阳邪，其性轻扬升散，具有升发、向上、向外的特性。所以风邪致病，易于伤人头部，感冒、鼻炎往往都会引起头痛，偏头痛患者春季也易复发。下面推荐一款祛风邪止头痛的药膳——葛根川芎白芷炖鱼头。

材料： 鳙鱼头 1 个（300～500 克），川芎 10 克，白芷 10 克，葛根 15 克，生姜适量。

做法：

1.鱼头去鳞去鳃，洗净后对半剖开，下入热油锅稍煎。

2.葛根、川芎、白芷洗净表面浮尘。

3.汤锅内加入适量清水，放入葛根、川芎、白芷煮 10 分钟，待香味溢出后加入鱼头、生姜。

4.用小火保持微沸，炖煮至汤汁呈乳白色，加盐调味即可。

功效： 祛风止痛。

川芎自古以来为止头痛要药，为血中之气药，其性辛温，具有辛散、解郁、通达、止痛的功效。

白芷归肺、胃经，其性辛温，具有祛风解表、宣通鼻窍的功效。

葛根性味辛凉，具有解表升阳的功效。三者搭配既增强了解表祛风之力，葛根又中和了川芎、白芷的辛燥之性。

鳙鱼又名花鲢。《本草纲目》记载："其头最大……味亚于鲢。鲢之美在腹，鳙之美在头。"故以头入药最佳。本品能养胃补血，除头目眩晕，与芎芷同用，可降低其温燥辛烈之性，祛风止痛而不伤阴血。

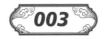

健脾补肾助生长——参药核桃排骨汤

春季是万物生长的季节，人体阳气升发，新陈代谢旺盛，生长激素分泌增多，也是儿童生长发育的黄金时期，此时适当健脾补肾可助生长发育。

材料：猪排骨 200 克，太子参 15 克，核桃仁 15 克，山药 30 克，胡萝卜 30 克，花生仁 15 克，生姜适量。

做法：

1. 将排骨切块洗净焯水备用，生姜切片，太子参、核桃仁、山药、胡萝卜、花生仁洗净分别泡发半小时。

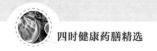

2.把上述食材一起放入锅内，加水大火煮沸后改用中火煲约 60 分钟，加入适量食盐调味即可。

功效：健脾补肾。

太子参又称为孩儿参、童参，药性平和，味甘，有补气健脾的作用，常用于脾胃虚弱、倦怠乏力、食欲不振等症。

核桃中含有丰富的营养元素，小孩吃核桃是很好的，中医学认为它有强肾填精、补脑益智之功效，经常吃核桃对生长发育非常有益。

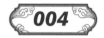

养肝健脾——养肝健脾汤

中医学认为"春应肝"，立春节气在养生上要注重护肝。肝气旺盛，易克脾土，故春季养生不当容易损伤脾脏，从而导致脾胃功能下降，故饮食要注意养肝健脾。

材料：灵芝 15 克，山药 15 克，枸杞子 5 克，麦冬 10 克，大枣 3 个，乌鸡块 200 克，香菇适量。

做法：

1.枸杞子和灵芝、麦冬、大枣分别浸水泡发 5 分钟。

2.锅中注水烧开，放入洗净的乌鸡块，余一会儿至去除血水和脏污，盛出。

3.砂锅中注水，放入乌鸡块、香菇、灵芝、山药、麦冬、大枣，拌匀。

　　4.大火煮开转小火煮约 100 分钟至析出有效成分，倒入枸杞子，拌匀。

　　5.续煮 20 分钟至枸杞子熟软，加入盐，搅至入味，盛出即可。

　　功效：养肝健脾。

　　山药可以益气补虚，枸杞子可以滋补肝肾、益精明目，大枣可以补中益气、养血安神。此款开胃靓汤口味清香、微甜爽滑，具有补肝益气、养心健脾的功效，不仅可有效改善睡眠、神经衰弱，并且能预防肝硬化，降血压，降低胆固醇。

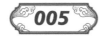

开胃消食——大枣山药排骨汤

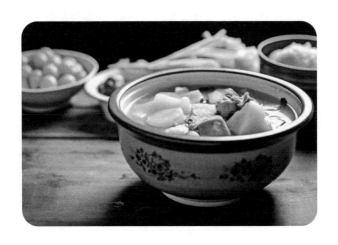

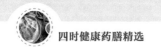

春天万物复苏，人体内的阳气开始向外生发，此时多食用甘味食物可补阳，还可滋补脾胃。

材料： 山药150克，排骨200克，大枣20克，枸杞子10克，葱、姜适量。

做法：

1. 山药去皮洗净。

2. 锅中注水大火烧开，倒入洗净的排骨，汆去血水捞出。

3. 用油起锅，爆香姜片、蒜头，倒入排骨，翻炒匀，淋上料酒，注入清水至没过食材拌匀。

4. 倒入山药块、大枣拌匀，盖上盖儿，大火煮开后转小火炖1个小时。

5. 掀开锅盖，倒入泡发好的枸杞子拌匀，盖上盖儿，用大火再炖10分钟。

6. 掀开锅盖，调入盐、鸡粉，将汤盛出装入碗中，撒上备好的葱花即可。

功效： 开胃消食，补脾益气。

大枣可谓是甘味食物中的佼佼者之一，不仅可补中益气，健脾益胃，还可养血安神。

山药具有健脾养胃的功效，能够增强脾胃功能。

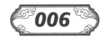

清肺利湿促生长——冬瓜薏米炖牛蛙

春季万物随阳气上升而萌芽生长，是儿童生长发育的黄金时期，同时是呼吸道和脾胃疾病的高发季节。冬瓜薏米炖牛蛙有清肺利湿、健脾补肾、促生长的功效。

材料： 冬瓜 500 克，牛蛙 500 克，生薏米 50 克，熟薏米 50 克，陈皮 15 克，生姜 3～5 片。

做法：

1. 将牛蛙剖洗干净，去头、爪尖、皮、内脏，斩件。

2. 冬瓜保留冬瓜皮，去瓤去籽，用清水洗干净。

3. 生薏米、熟薏米、陈皮、生姜分别用清水浸透洗干净。

4. 瓦煲内倒入适量清水，将食材一起放入煲内，大火烧开，转小火煲 40 分钟，加入少许精盐调味即可。

功效： 清肺利湿。

冬瓜是常见的药食同源的蔬菜，古人有谚语："冬瓜补肺不补气。"说明了其对呼吸系统的保健效果。冬瓜还富含硒、磷等微量元素，有利尿的作用。

薏米用火加工炒熟后即为熟薏米，可以去掉生薏米清火的作用，具有健脾利湿的功效。

牛蛙含有大量的蛋白质，脂肪含量却很低，含有丰富的钙、磷、钾等微量元素，能够补充人体钙质，对青少年的生长发育十分有益。

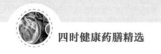
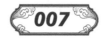

健脾利湿——薏米茯苓粥

在雨水节气之后，降雨渐多，湿邪较重，易侵袭机体，容易导致湿邪内郁。脾喜燥恶湿，最易受湿邪侵袭，人们会出现腹胀、浑身乏力、大便溏滞等现象，薏米茯苓粥可帮助对抗湿邪。

材料： 薏米 30 克，茯苓 20 克，梗米 150 克，鸡胸肉 150 克，干香菇 4 个，姜丝少许。

做法：

1. 将薏米洗淘后，用热水浸泡 2 小时。

2. 香菇泡发，去除木质部分、洗净，切成丁。

3. 鸡胸肉切成丁，加入姜丝、油、盐腌好备用。

4. 茯苓研粉，备用。

5. 梗米洗淘干净，加入薏米（原来浸泡的水也加进去），加水煮开，文火煲半小时，加入香菇、茯苓粉再煲半小时。

6. 最后加入鸡肉丁煮熟，调味即可。

功效： 健脾利湿。

薏米味甘淡，性微寒，能上清肺热，下利肠胃之湿，是健脾利湿的良药，对于浮肿等具有良好作用。

茯苓味甘淡，性平，为健脾利湿之常用药物，又能宁心安神，与薏米合用，可加强健脾利湿功效。

香菇营养丰富，能健脾开胃，且含有多种人体必需的氨基酸、多糖类物质，有抗菌、降血糖、抗癌作用；还含有多种维生素、矿物质，对促进人体新陈代谢、提高机体适应力有很大作用。

粳米健脾和胃，益气补中。

鸡胸肉营养价值高，富含优质蛋白质，且易被人体吸收利用，有增强体力、强壮身体的作用，所含对人体生长发育有重要作用的磷脂类，是中国人膳食结构中脂肪和磷脂的重要来源之一；同时鸡肉有温中补气、丰润肌肤、养血乌发、活血通脉、补肾益精、强筋健骨等功效。全方组合，既有健脾利湿退斑的功效，又有和胃益气、滋养精血的作用。

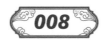

补脾祛湿强筋骨——五桃双牛汤

暮春阴雨多风湿，常发腰腿筋骨不适，特别是年老体虚、产后气血不足、关节肌腱韧带慢性劳损者，多表现为腰腿沉重乏力、肌肉关节酸痛、小腿抽筋等。下面推荐一款补脾气、祛风湿、强筋骨的滋补汤——五桃双牛汤。

材料：五指毛桃30克，牛大力30克，牛筋200克，怀山药30克。

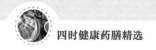

做法：

1. 将牛筋用水泡发，余水切块备用。

2. 将五指毛桃、牛大力、怀山药洗净切块备用。

3. 煲锅内加入适量的清水，放入牛筋、五指毛桃、牛大力、怀山药，大火煮沸，改为中小火熬煮 60 分钟，加盐调味即可。

功效：补脾气，祛风湿，强筋骨。

五指毛桃味甘，性平，入脾、肺、肝经，具有健脾补肺、行气利湿、舒筋活络的功效；因产于南方，有"南芪"之称，虽补气功效不及黄芪，但无黄芪升提温燥之性，煲汤口感更佳。

牛大力味甘，性平，具有补虚润肺、强筋活络的功效。

怀山药味甘，性平，具有补脾益肺、养胃生津、补肾涩精的功效。

牛筋味甘，性平，具有补肝强筋、益气养血、祛风利尿的功效，口感淡嫩不腻，是滋补上品，对体虚腰膝酸者有很好的补益作用，可促进儿童筋骨生长发育，延缓老年人骨质疏松。

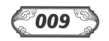

养肝健脾——花生眉豆煲鸡

惊蛰时人体的肝阳之气渐升，当肝阳超过了阴阳平衡的水平线，反超肝阴时，阴血就显得相对不足了，机体易出现头晕眼花、经少、肢麻手颤等肝血不足的表现。花生眉豆煲鸡具有补益脾胃，补益肝气、肝血的作用。

材料： 母鸡 250 克，花生 30 克，眉豆 30 克，蜜枣 1 枚，生姜适量。

做法：

1. 将母鸡切块焯水，花生、眉豆洗净浸泡 30 分钟。

2. 上料同放入锅内，加适量清水，武火煮沸，转文火煲 1.5 小时左右，放盐调味，便可食用。

功效： 养肝健脾。

花生味甘，性平，具有健脾养胃、润肺化痰的作用；眉豆味甘淡，性微温，具有促消化、补充营养、健脾渗湿的作用；配以滋养补虚、益精补血的母鸡肉，共奏健脾祛湿、滋润养肝之效，适合儿童及成人饮用。

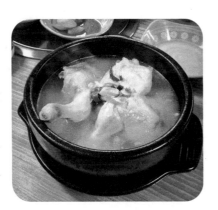

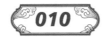

升阳清热——豆苗拌香干

惊蛰时节春气萌动，春雷始鸣，万物生机益然。俗语"春雷惊百虫"，自然界各种生命体都开始活跃，细菌、病毒活力增强，容易侵犯人体，同时冬天积蓄的阳气化为积热，人们常发口腔炎、口角炎和皮肤疾病，需要多吃新鲜蔬菜。豆苗拌香干气味清香，口感柔嫩滑润，醒脾开胃，具有升阳散火、清热醒脾的功效。

材料：豌豆苗300克，香干100克。

做法：

1. 豌豆苗浸洗干净沥干，香干用水冲洗下。

2. 锅中放水，水开后放入一点盐，再滴几滴食用油。

3. 关火，把豌豆苗放入锅里的开水中，用筷子搅一下。

4. 将焯好水的豌豆苗打散放凉后，挤干水分。

5. 香干切丝，放入焯豌豆苗的开水里烫一下，捞出沥干放凉。

6. 放凉的豌豆苗和香干加入精盐、一点点白糖和鸡精拌匀，滴几滴香油，拌匀装盘。

功效：升阳散火，清热醒脾。

豌豆苗是春季时令蔬菜，含有丰富的钙质、膳食纤维、B族维生素、维生素C、胡萝卜素和多种微量元素，具有抗菌消炎、清利肠胃、增强新陈代谢的功能，含有优质蛋白质，能增强免疫力。

香干味甘，性平，具有益气宽中、生津润燥、清热解毒、调和脾胃的功效，含有丰富的蛋白质、维生素A、B族维生素、钙、铁、镁、锌等营养元素。

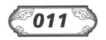

养肝清热——虫草花薏苡菠菜鸡汤

惊蛰时人体的肝阳之气渐升，因春季阳气骤然上升引动体内热气，如果此时控制不好自己的情绪，则易出现长痤疮、怕热、出汗等症状。虫草花薏苡菠菜鸡汤就是一道非常好的养肝清热药膳。

材料： 鸡肉300克，虫草花30克，薏米30克，菠菜150克，姜、葱、料酒、盐适量。

做法：

1.将菠菜清洗干净切段；热锅烧水，放入少许油、盐、料酒，水烧开后倒入菠菜焯熟，捞出控干水分；虫草花、薏米分别浸泡半小时。

2.鸡肉斩块，清水中泡20分钟去除血水，冷水入锅，水中加入葱、姜和1匙料酒，水开后煮3分钟捞出，温水洗去浮沫。

3.砂锅内加入适量的清水烧温，放入鸡肉、薏米、虫草花，大火煮沸，改为中小火煮40分钟，再加入菠菜煮5分钟加盐调味即可。

功效： 补肾养肝，清热祛湿。

虫草花性平，味甘，归肺、脾、肾经，具有补肾益精、保肺气、平喘止咳、调节免疫力的作用，对气管炎、咽喉炎、虚

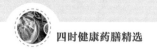
性喘咳有很好疗效，能增强体质，预防呼吸道疾病。

菠菜性平，味甘，归肝、胃、大肠、小肠经，具有解热毒、通血脉、利肠胃、养肝补血的功效。菠菜含有丰富的膳食纤维，能促进肠道蠕动，预防便秘；富含叶酸、核黄素和钙、铁等元素，降低心脑血管病发病风险，防治口角炎，增强体质。

薏米性凉，味甘淡，归脾、胃、肺经，具有利水渗湿、健脾益胃、补肺清热的功效。薏米营养丰富，对于久病体虚、病后恢复期患者，以及老年人、产妇、儿童都是比较好的药用食物，可经常服用，不论用于滋补还是用于治病，作用都较为缓和，微寒而不伤胃，益脾而不滋腻。鸡汤煮薏米可缓解薏米凉性，薏米又可防止鸡汤滋腻。

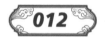

清肝健脾祛湿——木棉茵陈煲瘦肉

春分是春季第四个节气。《春秋繁露·阴阳出入上下篇》中说："春分者，阴阳相半也，故昼夜均而寒暑平。"南方雨水渐起，气候一下子湿热起来，是皮肤病和肠胃病的高发季节。推荐木棉茵陈煲瘦肉，一道具有清肝健脾利湿功效的药膳。注意脾胃虚寒者避免服用。

材料： 干木棉花 15 克，茵陈 15 克，薏米 15 克，陈皮 10克，生姜 5 克，大枣 10 克，瘦肉 150 克。

做法：

1.将瘦肉洗净焯水备用，生姜切片，干木棉花、茵陈、陈皮、大枣洗净分别泡发半小时。

2.把上述食材一起放入锅内，加水大火煮沸后改用中火煲约45分钟，加入适量食盐调味即可。

功效： 清肝健脾，除满祛湿。

干木棉花性凉，味甘淡，归大肠经，具有清热利湿、解毒凉血的功效。木棉花是广州市市花，南方常见，是岭南的特色药材，对胃炎、胃溃疡、痔疮出血、湿热痢疾、关节炎症有一定治疗作用。

茵陈性微寒，味苦、辛，归脾、胃、肝、胆经，有清利湿热、利胆退黄的功效，可治疗湿疮瘙痒、黄疸、尿少等症，能促进胆汁分泌，增加胆汁中胆酸和胆红素排出。其对肝炎病毒有抑制作用，并有降血脂、抗凝血、降血压、利尿、解热平喘、驱除蛔虫及抑制多种致病性皮肤真菌与细菌的作用。

薏米性凉，味甘淡，归脾、胃、肺经，具有利水渗湿、健脾益胃、补肺清热的功效。薏米营养丰富，对于久病体虚、病后恢复期患者、老人、产妇、儿童都是比较好的药用食物，可经常服用，不论用于滋补还是用于治病，作用都较为缓和，微寒而不伤胃，益脾而不滋腻。

全方配伍陈皮、生姜、大枣可健脾和胃，调和药味。

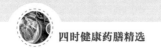

013

养肝祛湿——鸡骨草茯苓猪横脷祛湿汤

春分时节气候温和，雨水充沛，全国大部分地区气候乍暖还寒，广东已是"湿"意满满。肢体困重、头晕目眩、口苦、口干都是春季湿热的表现。鸡骨草茯苓猪横脷祛湿汤是非常适合春季养肝祛湿的药膳。

材料： 鸡骨草 30 克，薏米 30 克，绿豆 30 克，白茯苓 30 克，蜜枣 2～3 个，猪横脷（猪脾）1 条，猪瘦肉 300 克。

做法：

1. 将鸡骨草剪成小段，清水洗去泥沙备用。

2. 将绿豆、茯苓、薏米、蜜枣用清水洗净和鸡骨草一起放入汤煲。

3. 切掉猪横脷中间的白脂，清洗干净，和瘦肉一并切片，放入开水中焯一下，去掉血水，放入汤煲，加水，大火煮沸转小火煲 2 个小时，加入少量食盐调味即可。

功效： 平肝健脾祛湿。

鸡骨草味甘苦，性凉，归肝、胃经，有利湿退黄、清热解毒、疏肝止痛的功效，是广东特色药材。《岭南草药志》记载："清郁热，舒肝，和脾，续折伤。"可以保护肝脏，促进脾胃功能，对肝炎、肝硬化也有一定的治疗作用。

猪横脷是猪的脾脏，性平味甘，归脾、肺经，有健脾胃、助消化、润肺燥、祛肝火的功效，和鸡骨草一起煲汤可清热解毒，利水祛湿，养肝健脾。

薏米、白茯苓健脾利水祛湿，绿豆清热解毒，还有养肝的功效，蜜枣调味，兼养脾胃。

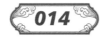

014

健脾祛湿开胃——砂仁鲫鱼汤

在这万物复苏之时，既是人体生理功能、新陈代谢最活跃的时期，也是各种病毒繁殖之时，加上广州春季潮湿，人体内湿气加重，"春困"现象尤其严重。下面介绍一道对付春困的药膳——砂仁鲫鱼汤。

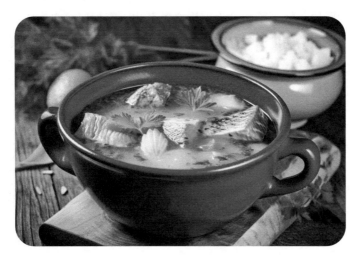

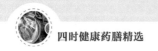

材料：白鲫鱼 500 克，砂仁 5 克，陈皮 3 克，香菜 20 克，生姜 3 片。

做法：

1. 将鲫鱼去鳞、鳃和内脏，清洗干净。

2. 用油将鲫鱼两面煎黄。

3. 加入开水 1500 毫升，加生姜、陈皮，煮约 15 分钟至汤呈白色乳状。

4. 把砂仁加入汤中，稍滚 5 分钟，再加入香菜及适量的调味料，即可食用。

功效：健脾祛湿。

鲫鱼味甘性平，可健脾利湿。砂仁味辛性温，可化湿开胃，温脾止泻，理气安胎。《药性论》云："主冷气腹痛，止休息气痢，劳损。消化水谷，温暖脾胃。"陈皮味辛苦性温，可理气健脾，燥湿化痰。《本草汇言》云："橘皮，理气散寒，宽中行滞，健运肠胃，畅利脏腑，为脾胃之圣药也。东垣曰：夫人以脾胃为主，而治病以调气为先，如欲调气健脾者，橘皮之功居其首焉。"用鲫鱼、砂仁、陈皮煲汤则有健脾祛湿开胃的功效。

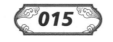

提神醒脑——腊鸭芥菜煲

农历三月是暮春。"轻寒薄暖暮春天，小立闲庭待燕还。"此时气候变暖，雨水增多，人体新陈代谢逐渐旺盛，身体耗氧量增加，容易出现头晕、乏力、没精神等春困、大脑缺氧现象。下面推荐一款甘甜咸香、提神醒脑的岭南特色膳食——腊鸭芥菜煲。

材料： 芥菜200克，腊鸭200克，胡萝卜100克，生姜10克。

做法：

1. 将腊鸭切块，温水洗净，去除盐味；胡萝卜去皮切块；生姜切丝。

2. 将芥菜洗净，去除叶子，切段备用。

3. 煲锅内加入适量的清水，放入生姜丝、鸭肉、胡萝卜，盖上盖子，大火煮沸，改为中小火熬煮30分钟。

4. 放入芥菜，改大火煮熟，关火即可。

功效： 提神醒脑，补虚养身。

芥菜性温，味辛，入肺、胃、肾经，有"长寿菜"之称，含有丰量的维生素A、B族维生素、维生素C、维生素D和大量活性很强的抗坏血酸。其参与机体重要的氧化还原过程，可以增加大脑中氧的含量，激发大脑对氧的有效利用，起到提神醒脑作用；B族维生素能够抑制细菌毒素的产生，促进伤口的愈合，有解毒消肿的功效；维生素C和膳食纤维可以预防和防止其他有害物质在人体中积累，促进肠道蠕动，促进人体内的废物排泄，增强新陈代谢。

腊鸭性寒，味甘、咸，入肺、胃、肾经，具有补虚养身、健脾开胃、滋阴补虚、利尿消肿的功效。鸭肉中所含B族维生

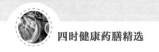

素和维生素 E 比其他肉类多，对脚气病、神经炎等多种炎症有治疗作用，还能抗衰老。鸭肉中含有较为丰富的烟酸，对心肌梗死等心脏疾病患者有保护作用。

胡萝卜性平，味甘，入肺、脾经，有健脾、化滞、止咳的功效。胡萝卜素在人体内可转化为维生素 A，以维护眼睛和皮肤的健康，防治呼吸道感染，调节新陈代谢；其所含木质素能提高机体抗癌免疫力；胡萝卜所含 9 种氨基酸中，属人体必需的氨基酸占 5 种；胡萝卜具有强心、降血压、降血糖的作用，故可作为冠心病、糖尿病患者的食疗；还能抗氧化，抗衰老。

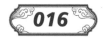

祛湿解困——扁豆莲子粥

春夏之交气候日渐转暖，人会感到困倦、疲乏、头昏欲睡，推荐一味解春困的扁豆莲子粥。

材料：白扁豆 20 克，莲子 15 克，银耳 10 克，粳米 100 克。

做法：

1. 把银耳用冷水泡发后撕成小片备用。

2. 白扁豆、莲子、粳米洗净后连同银耳一起放入锅中，加入适量清水，大火煮开后，改用小火慢慢熬，等到粥好（粳米绽花），关火调味即可。

功效：祛湿解困。

白扁豆味甘，性微温，归脾、胃二经，有健脾化湿、和中消暑的功效，具有补而不腻、化湿不燥之特点，可用于脾虚湿盛、运化失常之食少便溏或泄泻，以及脾虚而湿浊下注之白带过多等病症，又对夏季暑湿伤中、脾胃失和的吐泻有良效。

莲子味甘涩，性平，入心、脾、肾经，具有补脾止泻、固涩止带、益肾固精、养心安神的功效，可用于脾虚久泻、肾虚遗精滑精及心肾不交之虚烦失眠，有标本兼治之效。

银耳味甘淡，性平，具有滋补生津、润肺养胃的功效，可用于虚劳咳嗽、津少口渴、病后体虚、气短乏力等。

春季常喝此粥，不仅能祛除脾胃湿气，还能健脾和胃，轻松赶跑瞌睡虫。

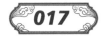

养心阳祛寒湿——艾草茯苓龙眼煲瘦肉

清明是春季第五个节气，处于仲春和暮春之交。《岁月百问》云："万物生长此时，皆清洁而明净，故谓之清明。"《历书》云："春分后十五日，斗指丁，为清明，时万物皆洁齐而清明，盖时当气清景明，万物皆显，因为得名。"清明时节肾气渐弱，心气渐起，气候多雨多湿，往往会有倒春寒的情况，易感风寒湿邪。推荐一款养心阳、祛寒湿药膳——艾草茯苓龙眼煲瘦肉。清明前后艾草最为鲜嫩，是食用艾草的最好时节。

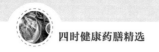

材料：鲜艾草 100 克，茯苓 15 克，龙眼肉 15 克，生姜 10 克，瘦肉 100 克。

做法：

1. 将瘦肉洗净焯水备用，生姜切片，茯苓、龙眼肉洗净。

2. 把瘦肉、生姜、茯苓、龙眼肉一起放入锅内，加水大火煮沸后改用中火煲约 1 小时。

3. 艾草洗净沥干水后放入煮锅内，煮 5～10 分钟加入适量食盐调味即可。

功效：养心阳，祛寒湿。

艾草又名艾叶、艾蒿，味苦、辛，性温，归肝、脾、肾经，芳香温散，可升可降，具有温经止血、散寒止痛、除湿杀虫的功效。艾叶苦燥辛散，能理气血、温经脉、逐寒湿、止冷痛，为妇科要药。艾以叶入药，性温，属纯阳之性，通十二经，具回阳、理气血、逐湿寒等功效。故艾叶被称为"地之阳"。艾叶煎汤外洗可治湿疮疥癣，祛湿止痒。艾叶是一种抗菌、抗病毒的药物，对病菌有抑制和杀伤作用，而且对呼吸系统疾病也有防治作用。

茯苓味甘、淡，性平，归心、脾、肾经，具有利水渗湿、健脾安神的功效。《神农本草经》记载茯苓"久服安魂养神"。

龙眼肉味甘，性温，归心、脾经，具有补心脾、益气养血、安神益智的功效，可治疗惊悸、健忘、失眠等症。

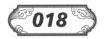

清气祛风——绿豆陈皮炖乳鸽

谷雨是春季最后一个节气。"雨生百谷",雨水充沛,万物茁壮生长。春季风邪和湿热之邪交会,易侵袭体表,是湿疹、荨麻疹、痱子等皮肤病的高发季节。民间有喝谷雨茶的习俗,也是取喝新茶清火辟邪解毒之意。推荐清热益气、祛风解毒的岭南特色药膳——绿豆陈皮炖乳鸽。

材料: 乳鸽1只,绿豆80克,陈皮15克,蜜枣10克。

做法:

1. 将绿豆洗净,提前泡发2小时;陈皮洗净切片;蜜枣洗净。

2. 乳鸽切块、焯水,清洗干净。

3. 煲锅内加入适量的清水,放入鸽块、绿豆、陈皮、蜜枣,盖上盖子,大火煮沸,改为中小火熬煮45分钟,加盐调味即可。

功效: 清热益气,祛风解毒。

绿豆味甘,性凉,入心、胃经,有清热解毒、明目利尿的功效。《开宝本草》记载:"主丹毒烦热,风疹,热气奔豚,生研绞汁服。亦煮食,消肿下气,压热解毒。"《黄帝内经》认为"诸痛痒疮,皆属于心"。皮肤病往往都与心经火热有关,绿豆

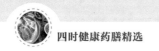

具有很好的祛心火功效。现代药理研究发现绿豆含有丰富的B族维生素，可调节机体新陈代谢和免疫力，具有抗过敏作用，可辅助治疗荨麻疹等过敏反应，对葡萄球菌有抑制作用。绿豆中所含蛋白质和磷脂均有兴奋神经、增进食欲的功能，是人体必需的营养物质。绿豆含丰富胰蛋白酶抑制剂，可以保护肝脏，减少蛋白分解，减少氮质血症，因而保护肾脏。

乳鸽味咸，性平，入肝、肾经，有补肝壮肾、益气补血、祛风解毒、生津止渴等功效，对病后体弱、血虚闭经、头晕神疲、记忆衰退和儿童生长发育有很好的补益治疗作用。

上述食材配陈皮、蜜枣理气和胃安中。

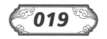

健脾养胃——丝瓜鲫鱼汤

随着温度逐渐攀升，稍不留意，人们就会有烦躁上火等不适，食欲也会有所下降。饮食方面，要保持清淡，以易消化、富含维生素的食物为主，可多喝牛奶，多吃豆制品、鸡肉、瘦肉等，既补充营养，又强心。但要少吃大鱼大肉和油腻辛辣的食物，每顿饭也不要过饱，给胃留下一定的蠕动空间，减轻胃肠道负担。

材料： 白鲫鱼 500 克，丝瓜 200 克，生姜少许。

做法：

1. 将鲫鱼去鳞、鳃和内脏，清洗干净。

2. 丝瓜去皮切成节段备用。

3. 用油将鲫鱼两面煎至微黄。

4. 加入开水 1500 毫升，加生姜煮至白色乳状。

5. 加入丝瓜段，小火煮至丝瓜熟，再加入适量的调味料，即可佐餐食用。

功效：健脾养胃。

鲫鱼味甘，性平，药用价值极高，所含的蛋白质质优、齐全、易于消化吸收，具有和中补虚、除羸、温胃进食、补中生气之功效，可健脾利湿，和中下气。

丝瓜味甘，性凉，含防止皮肤老化的 B 族维生素、美白皮肤的维生素 C 等成分，可清热化痰、凉血解毒。同时，丝瓜中维生素等含量高，不仅有利于小儿大脑发育及中老年人保持大脑健康，还具有美肤抗衰的功能。丝瓜汁有"美人水"之称。

丝瓜与鲫鱼两者合而为汤，优势互补，味道鲜甜，营养丰富，口感良好，并可健脾利湿、清热解毒，对于湿热体质者尤为适宜。

禁忌：血小板偏低或出血性疾病者少吃或不吃。

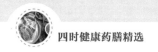

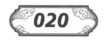

益气轻身——参芪鸡丝冬瓜汤

中医学认为，每年春夏季节，阳气升发，代谢旺盛，因此是一年中减肥的最好时间，如果脂肪在这时候被阻止或解决掉，那这一年的减肥计划就有望取得满意的效果，减肥效果如无意外可维持到第二年的10月。除了运动，饮食调理也是一个不可忽视的关键点。推荐轻身减肥食谱——参芪鸡丝冬瓜汤。

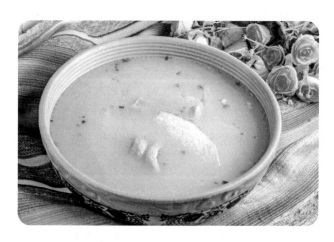

材料：鸡胸肉200克，党参6克，黄芪6克，冬瓜200克，生姜少许。

做法：

1.将鸡胸肉洗净，切成丝。

2.冬瓜削皮，洗净切片。

3.将鸡肉丝、党参、黄芪三味及生姜片放入锅中加水适量，烧开改小火炖至八成熟，再放入冬瓜片，加黄酒少许，小火慢炖，待冬瓜炖至熟透即成。

功效：健脾补气，轻身减肥。

党参、黄芪为健脾益气之要药。

党参味甘，性平，力较平和，不腻不燥，既擅补中气，又善益肺气，气能生血，气旺津生，故还具养血、生津之效。

黄芪味甘，性微温，既善补益脾肺之气，有"补气之长"的美称，又擅升举阳气，补气之中，具升发外达之性，还能实卫固表以止汗，补气利水以消肿。

党参、黄芪相配，力能健中补脾，运化水湿而减肥。鸡胸肉能补益气血，补脾和胃，与党参、黄芪相合，则补力益彰。

冬瓜甘淡而凉，长于利水消痰、清热解毒，常用于水肿、胀满、脚气、喘咳等病症，与健脾补气药食配伍，既能利湿助脾，又能祛水减肥。

生姜味辛，性微温，解表散寒，温中止呕，解毒去腥。中医学认为其可以调和营卫，使气血平和。

诸药配伍，有平补中焦、益气除湿之效，故可用于脾虚气弱型肥胖，症见体倦怠动、嗜睡易疲、食少便溏，或见头面浮肿、四肢虚胖、脉细等。

注意事项：本膳力缓效平，应较长时间服用方有佳效。本膳减肥原理在于益气健脾，利湿化痰，增强新陈代谢。对于脾气尚健、食欲较好，或阳虚湿盛之肥胖患者不甚适宜。

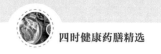
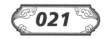

养心润肺——莲子芡实瘦肉汤

春季以养肝、养阳、护脾胃为主，但4月已经接近春季的尾声，要开始增加补益肺气的食物了，夏季的主气是火，五行中心火克肺金，因此要补益肺气，未病先防。

材料： 瘦肉150克，莲子20克，芡实20克，太子参15克，姜片适量。

做法：

1. 瘦肉洗净，切成片；莲子提前泡发；芡实洗净，待用。

2. 热锅注入少许食用油，放入姜片稍稍爆香，加入适量清水。

3. 放入泡好的莲子煮至沸，再下入芡实煮至沸腾。

4. 放入肉片，煮30分钟至全部食材熟软。

5. 加入盐、鸡粉调味，盛出即可。

功效： 养心润肺，健脾止泻。

莲子清心除烦，芡实补脾除湿，瘦肉补充蛋白质。此汤适合体质虚弱、气血不足、气亏血亏之人食用，有增强人体抵抗力、降血压、安心养神的功效。

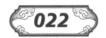

健脾滋肾——山药芡实鸽子汤

谷雨是春天的最后一个节气，随后会气温升高，降水增多。由于空气湿度大，需要兼以健脾祛湿。

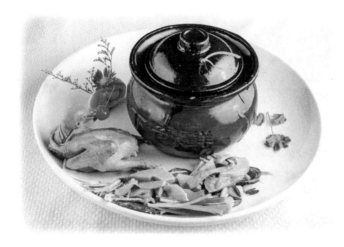

材料： 芡实 50 克，鸽肉 200 克，山药 150 克。

做法：

1. 烧开水放入洗净的鸽子肉，焯水捞出过冷水。

2. 砂锅放入鸽子肉、山药、芡实，拌匀。

3. 盖上锅盖，调至大火，煮开后调至中火，煮 3 小时至熟透。

4. 揭开锅盖，加入盐，搅拌均匀，至食材入味，再盖上锅

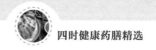
盖，煮 10 分钟。

5. 揭开锅盖，将煮好的汤料盛出装碗即可。

功效： 健脾祛湿，滋肾益精。

鸽肉有补肝壮肾、益气补血的功效；山药、芡实具有健脾祛湿的功效。虽然谷雨气温上升快，但仍未到夏季，过早食用冷饮会刺激胃肠，引起脾胃不适。

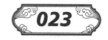

补肺益气——杏仁猪肺汤

夏季心火克肺金，因此要适当补益肺气，提前为即将到来的夏季做一些准备。

材料： 杏仁 20 克，姜片 20 克，猪肺 400 克。

做法：

1. 锅中注入适量清水烧热，猪肺切成小块倒入锅中去除血水，沥干水分，装入碗中。

2. 锅中注入适量清水烧开，放入杏仁、姜片，倒入猪肺，淋入适量料酒。

3. 盖上锅盖，烧开后用小火炖 1 小时，至食材熟透。

4. 揭开盖，放入少许盐、鸡粉，搅拌片刻，至食材入味，盛出炖煮好的汤料，装入碗中即可。

功效：补肺益气。

杏仁有甜杏仁（南杏）和苦杏仁（北杏）两种。南杏是杏树种子的一种，味甘，性平，无毒，是滋养缓和性润肺止咳之物。而北杏仁，味甘、苦，入肺经，消浮肿，润肺肠，利胸膈，通经络。猪肺，味甘，性平，能治肺虚咳嗽，有补肺的功用。

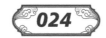

健脾养肝——芡实薏米枸杞排骨汤

谷雨环境中的湿气越来越重，人体内的湿气也很难排出。此时，要注意健脾除湿养肝，如果饮食生活不加注意，身体内热和湿气结合在一起，就会形成湿热体质，容易造成脘腹胀满、胃口不佳、身体困重不爽、关节疼痛等情况。

材料：芡实 50 克，薏米 50 克，陈皮 10 克，枸杞子 10 克，生姜 3 片，猪排骨 500 克。

做法：

1.薏米用锅炒至微黄。

2.芡实、陈皮、枸杞子、猪排骨洗净。

3.然后将全部材料放进煲内，加水适量，先用大火煮沸，再用小火煲 2 小时，加盐调味即可食用。

功效：健脾养肝。

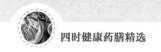

　　茨实具有补脾止泄、益肾固精的功效与作用，加上陈皮、薏米行气，利水，祛湿。枸杞子入肝经、肾经，具有滋肾补肝的功效。本汤对脾虚湿困、身重困倦、胃纳欠佳者尤宜。

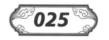

清热生津——冬瓜干贝排骨汤

　　春夏交际，气候逐渐炎热，此时我们在养生中应遵循自然节气的变化，针对其气候特点进行调养。

材料：冬瓜 200 克，干贝 10 克，排骨 500 克，姜 3 片。

做法：

1. 干贝洗净清水浸泡。

2. 排骨焯水捞出。

3. 排骨和干贝加入适量的水大火烧开后，转小火慢炖。

4. 冬瓜连皮切块放进锅里继续煮半小时。

5. 出锅的时候加盐调味。

功效：清热生津。

　　冬瓜含有丰富水分，具有清热解毒、利尿化痰的功效，富含维生素 C、维生素 B_1 及多种微量元素，有助于清理肠胃，利尿消肿。而干贝含丰富的谷氨酸钠，能够起到滋阴补肾、调中下气和补五脏的功效。二者结合为汤，味道极鲜。

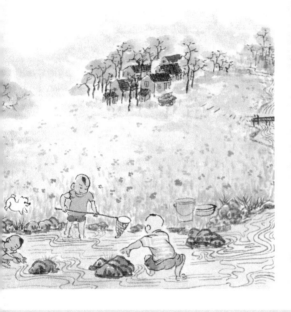

第二章

夏之药膳

夏季饮食原则是"春夏养阳"，养阳重在养"心阳"。夏季属火，五脏对应心，心火过旺则克肺金，因而夏日饮食宜"减苦增辛"以养肺。应控制过食苦菜、苦瓜等苦味食物，宜饮薄荷粥、豆蔻汤、五味子茶等，避免过食生冷、寒凉食物，以免伤及脾阳，出现消化系统疾病。应慎食辛辣温热及油腻煎炸之品，以免出现脾受湿困、运化不佳症状。

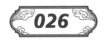

初夏养心抗疲劳——海底椰瑶柱玉竹煲鸡

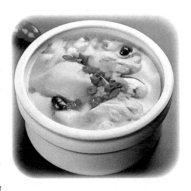

　　立夏时节暑气渐来，万物繁茂生长，气候炎热，时有雷雨。《遵生八笺》云："孟夏之日，天地始交，万物并秀。"人体新陈代谢进一步加快，心脑血液供给不足，常使人烦躁不安，倦怠懒散，易发疰夏（以倦怠喜卧、低热、食欲减退为主要表现）。推荐一款初夏清热养心、润肺补肾的美食——海底椰瑶柱玉竹煲鸡，清心安神抗疲劳，尤其适合考生、工作压力大的脑力劳动者。

　　材料：鸡肉300克，海底椰30克，玉竹20克，瑶柱15克，陈皮15克，姜、葱、料酒、盐适量。

　　做法：

　　1. 海底椰、玉竹和陈皮分别温水泡5分钟；瑶柱用温水泡20分钟，水中加几滴料酒除腥。

　　2. 将鸡肉斩块，清水中泡20分钟去除血水，冷水入锅，水中加入葱、姜和1匙料酒，水开后煮3分钟捞出，温水洗去浮沫。

　　3. 砂锅内加入适量的清水烧温，放入所有食材，大火煮沸，改为中小火熬煮60分钟，加盐调味即可。

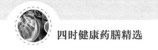

功效：清热养心，润肺补肾。

海底椰味甘，性寒，归肝、胃经，具有滋阴润肺、除燥清热、润肺止咳的功效。果肉细白，美味可口，可以清心安神，可治热病之后余热未清、虚烦不安、失眠多梦等症。其不仅含有丰富的B族维生素、维生素E和蛋白质，还含有多种微量元素和人体必需氨基酸。

玉竹味甘，性平，归肺、胃经。古名葳蕤，具有滋阴润肺、生津养胃的功效。玉竹补而不腻，不寒不燥，有"补益五脏，滋养气血，平补而润，兼除风热"之功。

瑶柱味甘咸，性平，归肝、肾、脾经，俗称干贝，具有滋阴、养血、补肾、调中之功效，能补益五脏，尤以滋肾阴见长。富含蛋白质、磷酸钙及维生素A、B族维生素、维生素D等。

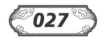

酸甜开胃，消脂降压——番茄玉米枸杞羹

初夏阳气渐长，阴气渐弱，养生要着重"清心火，养心气"。机体新陈代谢加快，是慢性病"三高"（高血压、高血脂、高血糖）人群调理的好时机。推荐一款清热养心、消脂降压的酸甜开胃美食——番茄玉米枸杞羹。

材料：玉米200克，番茄50克，枸杞子10克，鸡蛋1个，盐、油、淀粉适量。

做法：

1. 将玉米切块先入水煮熟，煮好的玉米晾凉剥粒；番茄切成小丁，枸杞子洗净；鸡蛋打散备用。

2. 砂锅内倒入适量清水，放入玉米粒、番茄丁、枸杞子，大火煮5分钟；淀粉加水调成水淀粉，倒入汤中搅拌。

3. 倒入鸡蛋液搅拌成蛋花，加适量油、盐调味即可。

功效： 清热养心，消脂降压。

番茄味甘，性微寒，归肝、脾、胃经，具有生津止渴、健胃消食、降脂降压、美容护肤的功效。番茄是夏季养心的红色食物，生熟可食，为清补之品。含有丰富的水分、番茄素、维生素A、维生素C和叶酸，可增强血管功能，预防血管老化。

玉米味甘，性平，归胃、大肠经，具有利尿消肿、调中开胃、益肺宁心的功效。玉米中含有大量的维生素A、维生素B_1、烟酸、维生素C和维生素E。维生素A对干眼症及神经麻痹有辅助治疗作用。维生素B_1和烟酸具有促进胃肠蠕动、加速排泄的特性，可防治便秘。维生素C有抗氧化、美容的功效；维生素E能延缓人体衰老，减缓血管老化。玉米胚尖可增强人体新陈代谢，调整神经系统功能，能使皮肤细嫩光滑，抵制、延缓皱纹产生。其所含的赖氨酸和纤维素，对消除动脉中的胆固醇及防癌、抗癌有一定的作用。

枸杞子味甘，性平，归肝、肾经，具有补益肝肾、益精明目的功效。《神农本草经疏》："枸杞子，润而滋补，兼能退热，而专于补肾、润肺、生津、益气，为肝肾真阴不足、劳乏内热补益之要药。"

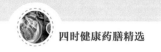
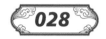

清热益气，健脾祛湿——怀山胡萝卜鲫鱼汤

炎热潮湿的小满时节，阳气旺盛生长，闷热与潮湿并行，与之而来的是因空调、冷饮等贪凉行为导致的湿邪停滞，易耗伤人体的阳气，尤其是脾阳。脾是承担运化水湿功能的重要脏腑，养生除了要养心还要健脾，推荐一款清热益气、健脾祛湿靓汤——怀山胡萝卜鲫鱼汤。产妇也不要错过哦！

材料： 白鲫鱼 500 克，山药 100 克，胡萝卜 100 克，生姜、盐、油、葱花适量。

做法：

1. 将鲫鱼去鳞、鳃和内脏，清洗干净；山药、胡萝卜洗净切块；生姜切片。

2. 油锅烧热，放入鲫鱼稍煎片刻，加入开水，放入山药、胡萝卜、生姜片，煮开后加盐，再用中火煮 15 分钟至汤呈白色乳状，加入葱花即可。

功效： 清热益气，健脾祛湿。

鲫鱼味甘，性平，入脾、胃、大肠经，具有健脾利湿、和中开胃、活血通络、养肺止咳、益气止血、温中下气的功效。其富含蛋白质、烟酸和钙、磷、铁、锌、铜、硒多种微量元素和多种维生素等营养物质。鲫鱼肉质细嫩，肉味甘美，吃起来既新鲜又不肥腻，自古就是产妇催乳的最佳补品。

山药味甘，性平，归肺、脾、肾经，具有益气养阴、补肺脾肾、固精止带的功效，脾虚食少、体倦便溏、儿童消化不良腹泻、妇女白带量多都可以食用。

胡萝卜味甘，性平，入肺、脾经。具有健脾消食、行气化滞、润肠通便、明目的功效。《本草纲目》记载："下气补中，利胸膈肠胃，安五脏，令人健食。"

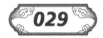

清暑益气，健脾祛湿——节瓜山药咸蛋汤

小满是夏季的第二个节气，气候闷热潮湿，南方雨水渐盛，人体内的湿气也逐步加重。可多进食一些祛湿健脾的食物，预防湿邪致病。

材料：节瓜 150 克，山药 100 克，生咸鸭蛋 2 个，生姜、食盐、油适量。

做法：

1. 将节瓜、山药、生姜洗净去皮切片，热油下锅放入姜片一起翻炒。

2. 锅内加水，煮开快熟时加入咸鸭蛋，搅拌，加少许食盐调味即可。

功效：清暑益气，健脾祛湿。

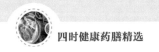

节瓜又名毛瓜、条瓜、小冬瓜，属于冬瓜的变种，味甘，性凉，入脾、胃、膀胱经，有消暑热、利小便、健脾胃、益气等功效。《本草求原》记载："补中益气，止渴生津。"节瓜含有丰富的水分和钙、铁、磷等微量元素，钠含量低，适合糖尿病患者和需减肥者食用。

山药味甘，性平，入脾、胃、肺、肾经。本品不热不燥，补而不腻，作用和缓，是一味平补脾肺肾的要药，具有益气养阴、补肺脾肾、固精止带的功效。《神农本草经》记载："主伤中，补虚羸，除寒热邪气，补中益气力，长肌肉，久服耳目聪明。"和节瓜搭配既可避免过于寒凉而损伤脾胃，又可增强益气健脾祛湿之功。

咸鸭蛋味甘、咸，性凉，入心、脾、肺经，具有滋阴清肺、平肝明目、降火润肤的功效。其含有蛋白质、磷脂、维生素 A、维生素 B_2、维生素 B_1、维生素 D、钙、钾、铁、磷等营养物质；铁、钙的含量尤为丰富，能促进骨骼发育，并预防贫血。

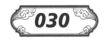

健脾益肠，祛湿利水——怀山冬瓜汤

小满时节，雨水比较多，湿气比较重，如果脾胃不好，人体内的湿气往往会过盛，从而出现大便不痛快，头发、脸上老"冒油"等症状，还会觉得胸闷，嗓子有痰，身体容易困倦等。有的人还加快了长"将军肚""游泳圈"的节奏。遇到这样的问题该怎么办呢？今天就推荐一个祛湿瘦身的小妙招——怀山冬瓜汤。

材料：猪骨500克，冬瓜300克，生鲜怀山药300克，生姜3～5片。

做法：

1.将猪骨用开水焯一下，血沫洗净。

2.冬瓜去皮，洗净，切块。

3.怀山药去皮，洗净，切段。

4.猪骨置入中性砂锅，加水适量，加入生姜3～5片，大火烧开，小火煲1小时，加入冬瓜、怀山药，再次大火烧开转小火再煲半小时，加盐调味即成。

功效：健脾益肠，祛湿利水。

怀山药味甘，性平，具有益气养阴、补脾肺肾、固精止带等多种功效。现代药理研究认为山药多糖具有良好的免疫调节作用，调节机体对非特异性刺激的反应和提高免疫功能，可以降血糖，促进肠道内容物排空，同时具有较好的抗氧化、延缓衰老作用。

冬瓜性凉，味甘淡，具有清热除烦、利水消肿、解暑止渴、化痰生津的功效。现代研究认为冬瓜含有丰富的钾元素，对肾脏病、高血压、浮肿病患者有一定治疗作用；还富含丙醇二酸，防止体内脂肪堆积，对防治冠心病、高血压、动脉粥样硬化及减肥有一定的效果；另外，冬瓜含膳食纤维，能刺激肠道蠕动，促进排便；还能降低体内胆固醇，降低血脂，防止动脉粥样硬化；而其所含油酸能抑制体内黑色素沉积，具有美颜祛斑的

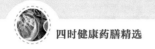
作用。

猪骨性凉，味甘、咸，具有滋阴生精、丰泽肌肤、补肾健骨的功效。现代研究认为猪骨含有脂肪、蛋白质、维生素及大量磷酸钙、骨黏蛋白、骨胶原，能补充人体所必需的骨胶原等物质，增强骨髓造血功能，有助于骨骼的生长发育，具有延缓衰老的作用。

综合以上，今天所推荐的这款汤具有健脾益肠、祛湿利水的效果，对痰湿肥胖体质的人尤为适宜。在湿热烦闷的小满时节，常吃这道汤，你就会感觉身体轻松很多。

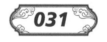

清心润肺，除痰止咳——霸王花煲猪肺

广东地理气候环境佳，四季皆有鲜花。有一种花除了观赏，更能食用，那就是霸王花。每年从端午到中秋这段时间是霸王花开花的季节。霸王花又叫剑花，在 1822 年发现于苏门答腊岛，被认为是世界上最大的花，因其花朵的形状非常硕大，给人一种非常霸气的感觉，从而叫作霸王花。在国内，广东肇庆是霸王花盛产区，原多生长于肇庆七星岩的岩石上，故有"七星剑花"的美誉。结合已经到来的夏季，暑气已蒸腾不息，推荐一款应节的靓汤——霸王花煲猪肺。味清香、汤甜滑。

材料：霸王花（晒干）100 克，猪肺 1 个，陈皮 1 块（10

克)，蜜枣2个，生姜5片(3～4人量)。

做法：

1. 霸王花、陈皮浸泡至软胀，然后将整朵霸王花撕成细条、切段；蜜枣冲洗，备用。

2. 将猪肺的喉管接入水龙头中，灌入清水后倒出，反复多次直至猪肺变白，接着用尖头剪刀将紧贴的血管划开，彻底冲洗干净，然后切为厚片块，再用少量小苏打水抓洗，流水冲净。洗净后与生姜2片一起放入沸水中煮5分钟，捞起过冷水。

3. 将猪肺、霸王花、陈皮、蜜枣及3片生姜一起放进瓦煲内，加入适量清水，武火(大火)煮沸后，改用文火(小火)，同时加入1汤匙老陈醋，煲约1小时，最后用食盐调味即成。

功效：清心润肺，除痰止咳。

霸王花味甘，性凉，入肺经，具有清热痰、除积热、理痰火等功效。建议挑选没有硫黄熏过的充分晒干的霸王花，味道会更鲜美。霸王花煲汤具有清心润肺、清暑解热、除痰止咳的作用，而且对辅助治疗脑动脉硬化、心血管疾病、肺结核、支气管炎、腮腺炎等有明显疗效。

猪肺味甘，性平，入肺经，具有补肺止咳、止血功效，适用于肺虚咳嗽、咯血等。

饮食禁忌：

1. 孕妇及月经期女性不宜食用。由于霸王花偏寒性，对于孕妇和处于经期的女性来说不是非常友好，会加重体内积冷。

2. 寒气导致咳痰者不宜食用。霸王花的功效中虽然有止咳

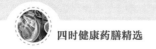

化痰，但仅治疗痰热导致的咳痰，如果是寒性引起的咳嗽，霸王花不但起不到治疗效果，反而会加重病情。

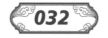

清解暑湿——冬瓜薏米扁豆脊骨汤

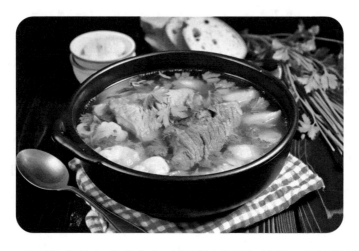

　　下面推荐的冬瓜薏米扁豆脊骨汤能清解暑湿，健脾除烦，兼能滋养解毒，口感甘甜，适合夏季儿童及成年人日常食用，是一款上佳的时令食品。

　　材料：冬瓜 750 克，猪脊骨 200 克，荷包豆 30 克，炒扁豆 20 克，生薏米 20 克，鲜荷叶 1/3 片（干荷叶 10 克），蜜枣 2 枚。

　　做法：

　　1. 猪脊骨洗净，切块，飞水去腥。

2.荷包豆、生薏米、扁豆冲洗干净，凉水浸泡 30 分钟。

3.冬瓜连皮切块。

4.将上述全部材料一同放入锅内，根据喜好加适量清水，武（大）火煮沸，转文（小）火煲 1 小时左右，加半勺陈醋，加盐调味，即可食用。

功效： 消暑祛湿，健脾益气。

冬瓜味甘，性微寒，入肺、胃、小肠经，具有清暑热、止消渴、除烦闷、利尿消肿、解毒的功效。冬瓜为夏天的清凉食品，每日食适量冬瓜，能止消渴，是糖尿病患者的辅助治疗食品。常食冬瓜，体瘦轻健，有减肥作用。

猪脊骨（龙骨）含钙量高，还有蛋白质，脂肪，碳水化合物，胆固醇，维生素 A，B 族维生素，烟酸和矿物质磷、钾、钠、镁、铁、锌、硒等，可谓营养价值丰富。中医学认为猪脊骨具有滋补肾阴、填补精髓功效，对肾虚耳鸣、腰膝酸软、阳痿、遗精、烦热、贫血有一定功效。

薏米学名薏苡仁，味甘淡，性凉，归脾、胃、肺经，有利水渗湿、健脾止泻、除痹、排脓、解毒散结的作用，临床上常用于水肿、脚气、小便不利、脾虚泄泻、湿痹拘挛、肺痈、肠痈及赘疣、癌肿等疾病的治疗。

扁豆富含蛋白质及淀粉，味甘，性平，入脾、胃经。《本草纲目》中记载白扁豆能补五脏，主治呕逆；久服头不白，行风气，治女子带下；解酒毒、海豚鱼毒，解一切草木毒；止泄痢，消暑，暖脾胃，除湿热，止消渴。

荷包豆含有丰富的维生素和多种矿物质，以及大量的蛋白

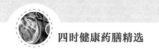

质和淀粉而不含有脂肪，具有很好的健胃功效，还能补血，是一款理想的健康食品，又有养颜、延缓衰老的作用，对高血压、肥胖症、冠心病、动脉硬化、糖尿病都有很好的食疗作用。

荷叶味微苦，性平，入肝、脾、胃经。中医学认为其具有清暑化湿、升发清阳、凉血止血作用，属清热药之中的清热凉血药。现代药理研究认为，荷叶具有降脂减肥、降血压、抗氧化、清除自由基的作用；荷叶中的生物碱成分对平滑肌有解痉作用，还有抗病毒、抗有丝分裂、抗炎、抗过敏作用；此外荷叶还具有止血的作用。

蜜枣味甘，性平，入脾、胃经。中医学认为其具有补益脾胃、滋养阴血、养心安神、缓和药性作用，用于治疗脾气虚所致的食少、泄泻，阴血虚所致的妇女脏躁证。病后体虚的人食用蜜枣也有良好的滋补作用。

注意：冬瓜味甘，性微寒而带有冷利之性，脾胃虚寒、久病阴虚、身体瘦弱者不宜多食。在服用滋补药期间，也不宜食冬瓜。

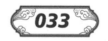

疏肝清热——海底椰雪梨茅根菊花膏

夏日炎炎，暑热之邪伤人体元气，消耗人体津液，使人烦躁、发热、汗出、口舌干渴，推荐一款疏肝清热药膳——海底椰雪梨茅根菊花膏。

材料： 海底椰 30 克，雪梨 2 个，鲜茅根 200 克，菊花 20 克，冰糖少许，水 3 升，白凉粉 80～100 克（煲好的汁按约 1∶25 调制）。

做法：

1. 备好所有材料，海底椰提前浸泡半小时。

2. 把海底椰、雪梨、茅根一同放进煲里，大火煮开后，小火煲 40 分钟，菊花暂时不放。

3. 熄火前 20 分钟，再把菊花加入煲里，一同煲。

4. 把煲好的汤汁隔渣过滤，取出 300 毫升汤汁放凉后，加入白凉粉搅拌成无颗粒状态待用，最后倒出搅拌好的凉粉水，缓慢倒入小铁锅内，一边倒一边搅拌，小火煮至沸腾后关火。

5. 将汤汁放凉一点，倒入准备好的小容器、小碗内。

6. 冰箱冷藏 2 小时，待凝固。

7. 取出凝固的膏，加入桂花蜜或者炼乳即可食用。

功效： 疏肝清热。

海底椰味甘，性寒，归肝、胃经，具有滋阴润肺、除燥清热、润肺止咳的功效。果肉细白，美味可口，可以清心安神，可治热病之后余热未清、虚烦不安、失眠多梦等症。其不仅含有丰富的 B 族维生素、维生素 E 和蛋白质，还含有多种微量元素和人体必需氨基酸。

茅根味甘，性寒，归肺、胃、膀胱经，具有清热凉血止血的功效。

菊花味苦、甘，性寒，归肺、肝经，具有疏风清热、平肝明目、清热泻火的功效。

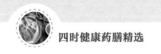

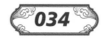

清脾胃热——节瓜瑶柱骨头汤

夏季的瓜果菜类有不少是凉性的，比如冬瓜、节瓜、丝瓜、黄瓜、苦瓜、海带、莲子、柠檬、白萝卜等。今天我们的主角是节瓜。节瓜具有消暑和祛湿的特点，适合暑热汗多、食欲不振者。跟大家分享一款健康又美味的节令汤肴——节瓜瑶柱骨头汤。瑶柱是广东人烹制靓汤时，采用的最具代表性的既能补益又能调和口感的海味食材，配合薏米与猪肋排骨合而为汤，鲜甜的海味、浓郁的肉香中带有节瓜的清香，足以令人垂涎欲滴。

材料： 节瓜 500 克，排骨 300 克，瑶柱 4 粒，蜜枣 1 个，陈皮 1 片，薏米 30 克，精盐适量。

做法：

1.先将节瓜去皮，洗净切块。

2.瑶柱用水浸泡 40 分钟，去水洗净；蜜枣、陈皮流水冲洗备用。

3.排骨飞水，取出过冷。

4.上料一同放入锅内，根据喜好加适量清水，武火煮沸，转文火煲 1 小时左右，放盐调味，便可食用。

功效： 清脾胃热。

节瓜味甘，性平，入肺、胃经，具有消暑解渴、清脾胃热、解毒、利尿、消肿的功效。节瓜性味平和，无冬瓜冷利之性，老幼皆宜，但解暑清热之力不及冬瓜，对肾脏病、浮肿病、糖尿病的治疗有一定的辅助作用。嫩瓜肉质柔滑、清淡。老瓜和嫩瓜均可供炒、煮食或汤用，但以嫩瓜为佳。

温馨提示：节瓜虽是个好东西，但脾胃虚寒者还是少吃。

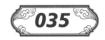

清热解毒，消暑降糖——苦丁菜鸡蛋饼

在这炎热潮湿的天气里，食用苦丁菜再合适不过。推荐一道清热解毒、消暑降糖的菜——苦丁菜鸡蛋饼。

材料：嫩苦丁菜 100 克，鸡蛋 1 个，盐、油、面粉适量。

做法：

1. 苦丁菜摘洗干净，浸泡 1 小时，中间换水。

2. 将洗净的苦丁菜切沫，加入 1 个鸡蛋、少许面粉、盐拌匀。

3. 油锅烧热转小火，用勺子将拌匀的苦丁菜鸡蛋沫舀到锅里并轻轻地压成饼的形状。

4. 正反面煎成金黄色即可。

功效：清热解毒，消暑降糖。

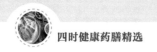

苦丁菜性寒，味苦，入心、脾、胃、大肠经，具有清热解毒、破瘀活血、排脓的功效。入药可用于阑尾炎，腹腔脓肿，肠炎，痢疾，急、慢性盆腔炎等。新鲜嫩者可做菜食，李时珍说："南人采嫩者，曝蒸作菜食。"苦丁菜含有丰富的胡萝卜素、维生素 C 及钾盐、钙盐等，对预防和治疗贫血病、维持人体正常的生理活动、促进生长发育和消暑保健有较好的作用。其所含的蒲公英甾醇、胆碱等成分，具有清热解毒、杀菌消炎的功效，对糖尿病和肿瘤也有一定的治疗作用。

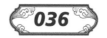

清热祛暑——酿苦瓜

苦瓜虽然口感发苦，但确实是夏季少不了的蔬菜瓜果之一。有道是只要吃了苦瓜做的美食，夏日的暑热就消了大半。下面为大家推荐一款苦瓜做的美食——酿苦瓜。

材料： 苦瓜 500 克，五花肉 300 克，鸡蛋 1 个，盐少许，酱油适量，葱末、姜末、水淀粉各少许，鸡粉半茶匙，绍酒半茶匙，糖半茶匙。

做法：

1. 将五花肉洗净，剁成肉茸，加葱末、姜末、酱油、淀粉、鸡蛋，拌匀制成肉馅备用。

2. 把苦瓜洗净，去瓜蒂，切成 2 厘米的段，用勺挖去内瓤，呈筒管状，用少量盐腌2分钟，沥干水分；在苦瓜筒内壁均匀地抹上薄薄一层淀粉增加黏合性，然后将备好的肉馅填入苦瓜筒内，抹平两头。

3. 炒锅中倒入2汤匙调和油，烧至温热，放入瓤好的苦瓜，煎至金黄色，加适量温开水煮滚，再加入少许鸡粉、绍酒、酱油和糖，慢火炖煮约10分钟，用水淀粉勾芡，出锅即成。

功效：清热祛暑。

苦瓜性寒，味苦，无毒、入心、肝、脾、肺经，具有清热祛暑、明目解毒、利尿凉血、解劳清心、益气壮阳之功效，主治中暑、暑热烦渴、暑疖、痱子过多、目赤肿痛、痈肿丹毒、烧烫伤、少尿等病症。现代药理研究发现，苦瓜含有的苦瓜多肽类物质有快速降低血糖的功能，能够预防和改善糖尿病的并发症，具有调节血脂、提高免疫力的作用，是治疗糖尿病的良药，所以患有糖尿病的中老年人可以多吃。

饮食禁忌：苦瓜性寒，脾胃虚寒者慎用，否则可令人吐泻腹痛。

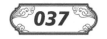

清热解暑又营养——青瓜洋葱炒鲜鱿

炎炎夏日，怎么能少了一道黄瓜做的美食，最让舌尖感动的美味一瞬间，就是入口清脆的那刻。黄瓜不管是做凉菜、煮

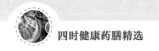

汤、清炒，都是那么美味。

材料： 青瓜 300 克，洋葱 50 克，灯笼椒 50 克，胡萝卜 30 克，鲜鱿鱼 150 克，食油、生抽、盐、白糖、绍酒各适量，蒜 2 瓣，姜 3 片。

做法：

1. 洋葱切块，灯笼椒切块，红萝卜切片，鲜鱿鱼洗净切片，青瓜去瓤切片，蒜剁成蒜泥。

2. 烧热锅下油，蒜蓉姜丝爆香，放入鲜鱿鱼爆炒，加入少许绍酒，炒至九成熟时，铲起出锅备用。

3. 烧锅下油，放入青瓜、洋葱、灯笼椒、红萝卜拌匀翻炒，加入调味料，炒至瓜熟，加入鱿鱼炒匀，生粉水打芡，上碟。

功效： 清热解暑。

黄瓜（广东地区叫青瓜）味甘甜，性凉、苦，无毒，入脾、胃、大肠经，具有除热、利水利尿、清热解毒的功效，主治烦渴、咽喉肿痛、火眼、火烫伤，还有减肥功效。中医学认为，黄瓜主治身热烦渴、咽喉肿痛、风热眼疾、湿热黄疸、小便不利等病症。现代药理研究认为，黄瓜富含蛋白质、糖类、维生素 B_2、维生素 C、维生素 E、胡萝卜素、烟酸、钙、磷、铁等营养成分，能抗肿瘤、抗衰老、润肤、舒展皱纹功效，可防治酒精中毒，降血糖，减肥强体，能安神定志，辅助治疗失眠症。

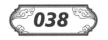

清热解暑，宁心除烦——荷叶云苓莲子粥

夏季持续高温会使人的自主神经系统出现紊乱，令人心情烦躁，心火旺盛，加上昼长夜短，睡眠质量会降低，容易难以入睡或多梦。中医学认为暑为夏季火热之气所化，其性炎热，"在天为热，在地为火"，最易入心，内伤心神。下面推荐一款美味可口、消暑宁心的粥品——荷叶云苓莲子粥。

材料： 荷叶（鲜、干皆可）15 克，茯苓 15 克，莲子 15 克，粳米 100 克，白糖适量。

做法：

1. 将粳米、莲子洗净浸泡；荷叶洗净切片，茯苓打粉。

2. 将粳米、茯苓、莲子放入锅内，加适量清水大火煮开转小火熬煮成粥，待莲子黏软后放入荷叶再煮 15 分钟，捞出荷叶食粥。可视个人口味放入白糖调味。

功效： 清热解暑，宁心除烦。

荷叶味苦，性平，入心、肝、脾经，具有清暑利湿、升发清阳、凉血止血的功效。荷叶富含生物碱、黄酮和有机酸，具有降血脂和减肥的作用。

茯苓味甘、淡，性平，归心、脾、肾经，具有利水渗湿、健脾安神的功效。《神农本草经疏》记载茯苓能养心安神，益脾开胸，调五脏之气。

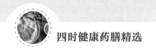

莲子味甘，性平，入脾、肾、心经，具有补脾、益肾、养心的功效。

粳米味甘，性平，归脾、胃经，具有健脾和胃、补中益气的功效。其含有淀粉、蛋白质、脂肪、维生素及纤维素等多种营养物质，可补充夏季多汗易流失的维生素 B 族和矿物质。

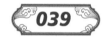

消暑利水——绿豆海带粥

绿豆海带粥是夏季清凉饮料之一，适用于口渴烦热、小便短黄、痰热咳嗽者食用；另外，还有预防和减少生痱子、长疖疮的功效，亦可作为颈项淋巴腺炎的辅助治疗。

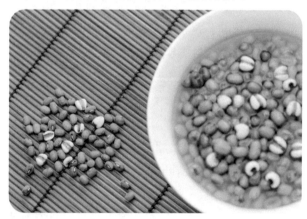

材料：绿豆 30 克，海带 15 克，大米 50 克，生姜 3 片，红糖适量。

做法：

1. 海带洗净，切成小段。

2. 绿豆、大米洗净，绿豆浸泡 1 小时，大米浸泡 30 分钟。

3. 先将绿豆及大米放入锅内，注入适量清水，用武火煮沸后调成文火，加入海带再用武火煮沸后放入生姜，调成文火，然后煮到米烂、绿豆成花，根据口味加入适量红糖调味，即可食用。

功效： 清热消暑，解毒利水。

绿豆味甘，性凉，入心、胃经，有清热解毒、明目利尿的功效。《开宝本草》记载其："主丹毒烦热，风疹，热气奔豚，生研绞汁服。亦煮食，消肿下气，压热解毒。"《黄帝内经》认为"诸痛痒疮，皆属于心"。皮肤病往往都与心经火热有关，绿豆具有很好的祛心火功效。现代理化研究发现绿豆含有丰富的维生素 B 族，可调节机体新陈代谢和免疫力，具有抗过敏作用，可辅助治疗荨麻疹等过敏反应，对葡萄球菌有抑制作用。绿豆中所含蛋白质和磷脂均有兴奋神经、增进食欲的功能，是人体必需的营养物质。绿豆含丰富胰蛋白酶抑制剂，可以保护肝脏，减少蛋白分解，预防氮质血症，因而能保护肾脏。

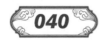

消暑生津，祛湿健脾——薏米马蹄水鸭汤

夏季广东暑气正盛，易受台风袭扰，时而烈日炎炎，时而

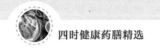

雷雨交加，暑热邪气和湿热邪气交汇。暑热易伤津液，湿热易阻脾胃，下面推荐一款消暑生津、祛湿健脾的美味靓汤——薏米马蹄水鸭汤。

材料： 马蹄 100 克，薏米（生熟皆可）50 克，水鸭肉 500 克，紫苏 15 克，生姜 15 克，陈皮 15 克，盐、料酒适量。

做法：

1. 将鸭肉洗净，切块，放入加有陈皮的沸水中稍焯，捞出用冷水将血沫冲洗干净。

2. 马蹄切块，紫苏洗净，生姜切片，薏米洗净，连同鸭肉一齐放入砂锅内，加入清水 2000 毫升，料酒少许，大火煮沸后小火煲 2 小时，放少许盐调味即可。

功效： 消暑生津，祛湿健脾。

马蹄又名荸荠，味甘，性平，归肺、胃经。口感甜脆，营养丰富，含有蛋白质、粗纤维、胡萝卜素、B 族维生素、维生素 C 等，具有清热生津、利湿化痰、降血压的功效。马蹄对热病津少、口渴者，或上火、咽痛、口舌生疮者，大便干燥、痔疮下血患者皆有好处。

薏米性凉，味甘淡，归脾、胃、肺经，具有利水渗湿、健脾益胃、补肺清热的功效。薏米营养丰富，对于久病体虚者、病后恢复期者、老年人、产妇、儿童都是比较好的药用食物，可经常服用，不论用于滋补还是用于治病，作用都较为缓和，微寒而不伤胃，益脾而不滋腻。

鸭肉性凉，味甘、咸，归脾、胃经，具有益气养阴、和胃消食、利水消肿解毒的功效，配伍紫苏、陈皮辛温健脾理气，既能防止过于寒凉，又可解除鸭肉腥臊之味。

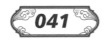

甘鲜益气，清热解暑——凉瓜黄豆煲猪骨

"倏忽温风至，因循小暑来。"小暑是夏天的第五个节气。俗话说"热在三伏"，小暑节气后即将入伏，"小暑大暑，上蒸下煮"，闷热的天气下人体出汗增多，能量消耗加大，易丢失水分和电解质，机体也容易疲劳。推荐一款甘鲜益气、清热解暑的潮汕美食——凉瓜黄豆煲猪骨。

材料：苦瓜 100 克，黄豆 50 克，猪排骨 250 克，咸菜 15克，葱、姜适量。

做法：

1.将苦瓜洗净、去籽、切块；黄豆泡发 1 小时；咸菜切块浸水去除咸味；生姜切片。

2.猪排骨切块，开水汆烫 2 分钟，去掉肉腥味后捞出冲洗干净备用。

3.汤锅加水烧开，把猪排骨、黄豆、苦瓜和姜片全部放入汤锅中，大火煮 5 分钟后，转小火煲 40 分钟。最后把切好的咸菜和香葱放入苦瓜汤里，再大火继续煮沸 5 分钟即可。

功效：甘鲜益气，清热解暑。

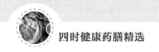

苦瓜又名凉瓜，味苦，性寒，归心、脾、肺经，具有清热、解暑、明目、消脂、解毒的功效。《本草纲目》记载其"除邪热，解劳乏，清心明目"。现代药理研究发现，苦瓜具有降血糖、抗氧化的功效。苦瓜煲汤加入少量咸菜，咸菜的咸味可以中和苦瓜的苦味，咸鲜回甘。

黄豆味甘，性平，归脾、胃、大肠经，具有宽中导滞、健脾利水、解毒消肿的功效。

猪排骨性温，味甘、咸，入脾、胃、肾经，有补脾气、养血健骨等功效。猪骨煲汤含有丰富的胶原蛋白和钙质。

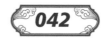

清热解暑抗疲劳——海味丝瓜煲

大暑是夏季的最后一个节气。《月令七十二候集解》中说："暑，热也，就热之中分为大小，月初为小，月中为大，今则热气犹大也。"大暑时节，正值中伏前后，进入了一年中最炎热的时期，此时也正逢雨热同季，雨量比其他月份明显增多。高温、暴雨、强热带风暴带来闷热潮湿天气，饮食要以清淡为主，不可多吃肥腻、辛辣、煎炸食物。推荐一款清淡鲜美的夏日抗疲劳靓汤——海味丝瓜煲。

材料：丝瓜1～2根，虾仁30克，干贝15克，香菇15克，鸡蛋1个，油、盐、生姜适量。

做法：

1.将干贝浸水泡发半小时，隔水蒸 10 分钟；丝瓜洗净去皮切块；香菇洗净切块。

2.鸡蛋打散，倒入油锅炒熟倒出备用；虾仁放入锅内烧开水焯一下备用。

3.将炒锅烧热，放入适量食用油，油热后，放入 2 片生姜，倒入丝瓜块，翻炒一会儿，加入干贝、虾仁、香菇，倒入适量的水，盖上锅盖，煮至丝瓜变软，倒入鸡蛋，加少量的盐调味。

功效：清热解暑，增强体质。

丝瓜味甘，性凉，归肺、肝、胃、大肠经，具有清热化痰、凉血解毒的功效，能镇咳祛痰，抑制肺炎链球菌，降低血脂，促进肠道消化吸收。夏季丝瓜鲜嫩，为当季蔬果，可祛暑清火。

香菇味甘，性平，归肝、胃经，具有扶正补虚、健脾开胃、祛风透疹、化痰理气、解毒、抗癌的功效。其所含香菇多糖，能调节机体免疫功能，降血脂，抗衰老；含丰富的磷、钙，可作为补充维生素 D 的食物。

干贝俗名瑶柱，味甘、咸，性平，归肝、肾、脾经，具有滋阴、养血、补肾、调中之功效，能补益五脏，尤以滋肾阴见长。富含蛋白质、磷酸钙及维生素 A、B 族维生素、维生素 D 等。

虾仁补肾壮阳，滋补益气。鸡蛋补气益精，滋阴润燥。二者均含有丰富的蛋白质，能增强体质，提升免疫力。

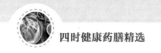

043

秋始夏末，清热祛湿——山药薏米芡实龙骨汤

立秋已至，暑气未散，气候仍是闷热潮湿，正是长夏。中医学认为五脏应四时，脾与四时之外的长夏（夏至—处暑）相通应。

长夏之季暑湿盛行，极易伤及人体阳气。湿为阴邪，易阻气机，损伤阳气，其性重浊黏滞。《素问·生气通天论》曰："因于湿，首如裹。"湿邪致病常伴头重如裹、身体疲惫、四肢酸楚、肌肤不仁等症状；或由脾阳虚弱，湿困于脾，机体运化无权，致水停湿聚，出现腹胀腹泻、水肿、湿疹、白带量多等症。

材料：山药150克，薏米（生熟皆可）50克，芡实50克，莲子50克，猪龙骨500克，生姜15克，葱、料酒、盐适量。

做法：

1.将薏米、芡实、莲子提前泡发1小时；猪龙骨切块，洗净备用；山药洗净去皮切块；生姜切片。

2.猪龙骨放入盛满热水的锅中，放入葱、姜，倒入适量料酒，大锅烧开撇沫，焯水捞出备用。

3.将薏米、莲子、芡实、猪龙骨一起放入砂锅内，注入清水，大火烧开，小火熬煮1小时，放入山药再煮半小时，加盐调味即可。

功效：清热滋阴，祛湿健脾。

山药味甘，性平，入脾、胃、肺、肾经。本品不热不燥，补而不腻，作用和缓，是一味平补脾、肺、肾的要药。《神农本草经》记载："主伤中，补虚羸，除寒热邪气，补中益气力，长肌肉，久服耳目聪明。"据现代医药研究，山药含黏蛋白质、尿囊素、胆碱、精氨酸、淀粉酶、蛋白质、脂肪、淀粉及含碘物质等，对糖尿病有一定的疗效。山药中的 B 族维生素含量是大米的数倍，钾含量极其丰富。食用山药品种众多，品质以铁棍山药为最佳。

薏米性凉，味甘淡，归脾、胃、肺经，具有利水渗湿、健脾益胃、补肺清热的功效。薏米营养丰富，对于久病体虚、病后恢复期者，老年人、产妇、儿童都是比较好的药用食物，可经常服用。不论用于滋补还是用于治病，作用都较为缓和，微寒而不伤胃，益脾而不滋腻。

芡实味甘、涩，性平，入脾、肾经，具有益肾固精、补脾止泻、除湿止带的功效。

莲子味甘，性平，入脾、肾、心经，具有补脾、益肾、养心的功效。

猪龙骨即猪脊背骨，味甘，性微温，入肾经，具有滋补肾阴、填补精髓的功效。

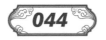

排湿健骨——鸡骨草排骨汤

夏季是健骨补钙的好时节。充足的日照能更好地促进钙元

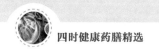

素的吸收。广东的夏季气候闷热，推荐一款排湿健骨药膳——鸡骨草排骨汤。

材料： 排骨 500 克，鸡骨草 20 克，葱段、姜片少许，盐适量。

做法：

1. 注入适量清水烧开，倒入备好的排骨，搅匀，余煮片刻去除血水。

2. 排骨捞出，沥干水分待用。

3. 锅中注入适量清水，大火烧热，倒入排骨、鸡骨草。

4. 放入姜片、葱段，搅拌片刻，盖上锅盖，烧开后转中火煮 40 分钟至熟透。

5. 打开锅盖，加入盐，搅匀，将煮好的汤盛出，装入碗中即可。

功效： 排湿健骨。

鸡骨草具有利湿退黄、清热解毒、疏肝止痛的功效。排骨汤含有丰富的卵磷脂、骨黏蛋白和骨胶原，老年人常喝能预防骨质疏松。人到中老年，微循环发生障碍，排骨汤中的胶原蛋白等可疏通微循环，从而改善老化症状，起到抗衰老的作用。

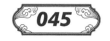

045

开胃消食——陈皮粥

南方夏季气候闷热潮湿，湿邪易侵人体，外湿入内，水湿困脾，脾胃气机不畅，引起脾胃运化功能发生障碍，出现食欲不振、倦怠乏力的症状，饮食宜清淡开胃、易消化，推荐一款开胃消食粥品——陈皮粥。

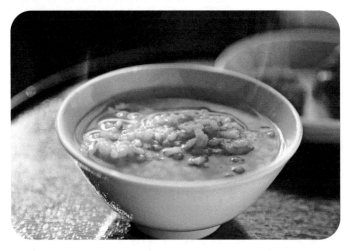

材料： 大米 120 克，陈皮 5 克。

做法：

1. 砂锅中注入适量清水，用大火烧热。

2. 放入备好的陈皮，搅拌均匀，倒入洗好的大米，搅拌均匀。

3. 盖上锅盖，烧开后用小火煮约 30 分钟至大米熟软。

4. 揭开锅盖，持续搅拌一会儿。

5. 关火后盛出煮好的粥，装入碗中即可。

功效： 开胃消食，清热化痰。

陈皮含有陈皮素、橙皮苷、挥发油等成分，具有理气降逆、开胃消食、清热化痰等功效。

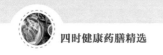

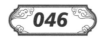

清肺化痰——鱼腥草冬瓜汤

本期推荐一款清热化痰利湿的小药膳——鱼腥草冬瓜汤。夏季暑邪主火，兼有湿热之气，感冒、咳嗽、咽痛、痰黄者，可以服用。

材料： 冬瓜300克，瘦肉300克，鱼腥草80克，薏米20克，盐2克，鸡粉2克，料酒10毫升。

做法：

1. 冬瓜去皮洗净，切大块；鱼腥草洗好切段；瘦肉洗净切大块。

2. 沸水锅中倒入瘦肉、5毫升料酒，汆去血水，捞出。

3. 砂锅中注入适量清水，倒入备好的薏米、瘦肉，放入切好的鱼腥草、冬瓜，加入5毫升料酒。

4. 盖上锅盖，用大火煮开后转小火续煮1小时至食材熟透。

5. 揭锅盖，加入盐、鸡粉，拌匀调味。

6. 关火后盛出煮好的汤料，装入碗中即可。

功效： 清热解毒，清肺化痰。

鱼腥草属于药食同源的一种中药，特别是在夏天，清肺热、化痰湿的效果很好，其所含的挥发油还有增强机体免疫力的功效。

注意： 冬瓜皮可以不用去，这样清热降火的功效更佳。

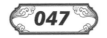

养心健脾化湿——白扁豆莲子龙骨汤

天气闷热，最易贪凉，明代汪绮石《理虚元鉴》中就记载"夏防暑热，又防因暑取凉"。现代社会空调普及，冷饮不断，阳气损伤，心神失养。养生重点应清心健脾化湿，推荐药膳——白扁豆莲子龙骨汤。

材料：猪脊骨（龙骨）500克，白扁豆50克，大枣8颗，莲子10粒，葱5克，姜5克，盐4克。

做法：

1. 白扁豆、莲子用清水浸泡半小时；大枣洗净。

2. 猪脊骨洗净，冷水下锅，水沸后捞出，洗去浮沫。

3. 将焯过的龙骨放入砂锅中，倒入适量清水，放入泡好的白扁豆、莲子和大枣。

4. 放入葱和姜，大火烧开后转小火煲2小时左右，一锅乳白色的浓汤就做好了，喝之前加盐调味即可。

功效：补脾化湿。

白扁豆能补脾暖胃、化湿、补虚止泻，既是滋补佳品，又是一味良药。尤其在暑热湿重的雨季，其更成为餐桌上不可少的一道食材。

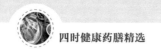

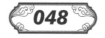

清肝祛火——决明子菊花粥

暑为阳邪，其性上升，易上扰头目心神。暑邪上犯头目可见头昏、目眩、面赤等症，推荐一款清肝祛火粥品——决明子菊花粥。

材料：决明子 10 克，菊花 10 克，大米 150 克，冰糖 20 克。

做法：

1. 砂锅中注入适量清水烧开，倒入洗净的决明子、菊花。

2. 盖上锅盖，用小火煮约 15 分钟至药材析出有效成分。

3. 揭开盖子，将煮好的药材捞出。

4. 倒入洗净的大米，搅拌匀。

5. 盖上锅盖，用小火续煮 30 分钟，至食材熟透。

6. 揭开锅盖，加入适量冰糖，煮至冰糖完全溶化，盛出即可。

功效：养胃解暑，清肝祛火。

菊花能散风清热，决明子能清泻肝火，配大米煮粥，易于人体吸收药材的营养成分，在养胃的同时，还能起到解暑的作用。

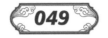

049

清热润肺——白果莲子粥

夏季气温明显升高，机体出汗多，导致耗气伤津，出现身体倦怠、乏力、少气懒言、口干咽燥等症状。慢性咳喘、肺气不足者可服用清热润肺的白果莲子粥。

材料： 白果 30 克，莲子 20 克，大米 50 克，盐 2 克，鸡粉 2 克。

做法：

1. 砂锅中煮好沸水，放入大米、白果、莲子，搅拌一会，盖上锅盖转小火，煲 30 分钟。

2. 加入盐、鸡粉搅拌均匀。

3. 将煮好的粥盛入备好的碗中即可。

功效： 清热润肺。

白果果仁含有维生素 C、胡萝卜素、钙、铁等元素，营养丰富，有益肺气、治咳喘等食疗作用，还可以滋阴养颜、抗衰老，是老幼皆宜的保健食

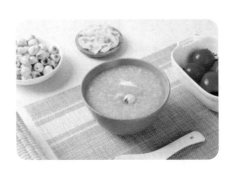

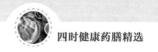

品，搭配能够安心养神的莲子，可美容养颜，清热润肺。

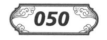

清补祛热——干贝冬瓜芡实汤

下面推荐一款清补祛热的干贝冬瓜芡实汤，清淡可口，老少咸宜，富含多种维生素和微量元素，是夏季滋补靓汤。

材料： 冬瓜 100 克，排骨块 300 克，芡实 50 克，干贝 30 克，蜜枣 3 颗，姜片少许，盐 2 克。

做法：

1. 将冬瓜切块。

2. 锅中注入适量清水烧开，倒入洗净的排骨块，汆煮片刻，捞出排骨，沥干待用。

3. 砂锅中注入适量清水，倒入排骨块、芡实、蜜枣、干贝、姜片，拌匀。盖上锅盖，大火煮开后转小火煮 30 分钟至熟。

4. 揭锅盖，放入冬瓜块，拌匀，盖锅盖，续煮 30 分钟至冬瓜熟，加入盐，拌匀调味。

5. 搅拌至食材入味，关火后盛入碗中即可。

功效： 清补祛热。

冬瓜能清热解毒，利水消痰，除烦止躁；干贝具有滋阴补肾、和胃调中的功能；芡实能益肾固精，补脾止泻。

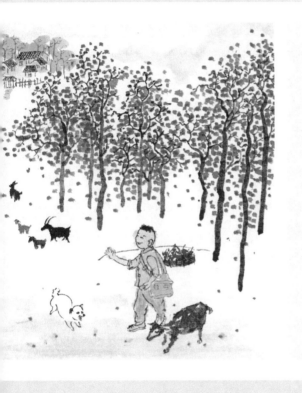

第三章

秋之药膳

秋季气候干燥，极易伤损肺阴，所以秋季养生重在防燥、养肺。秋季属金，在人体则对应肺，倘若辛食过多，则会引起肺燥，肺旺则肝木衰，故秋季饮食上应"减辛增酸""滋阴润肺"。

常用食物及药物：银耳、燕窝、莲藕、梨、柿子、苹果、石榴、葡萄、柚子、枇杷、樱桃、柠檬、山楂、荸荠（马蹄）、菱角、白萝卜、丝瓜、黑木耳、猪肺、甲鱼、鸭肉、乌鸡、龟肉、橄榄、百合、龙眼肉、杏仁、麦冬、天冬、玉竹、北沙参、黄精、山药、大枣、生地黄、石斛、白果、南沙参、知母、贝母、枸杞子、桑椹等。

少吃辛味食物，如葱、姜、蒜、韭菜、辣椒等。

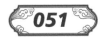

滋阴补肾——怀山瘦肉粥

秋季天气干燥，人体容易缺水导致干咳。山药有滋养润肺的效果，秋季吃山药养人效果明显。吃点山药瘦肉粥，健脾养胃，滋阴补肾又可补气养阴。

材料： 瘦肉100克，鲜怀山药30克，黑芝麻60克，粳米60克，枸杞子5克，盐适量。

做法：

1. 黑芝麻洗净沥干，文火炒香，静置放凉。枸杞子洗净备用。

2. 鲜怀山药去皮洗净，滤干切成小块。瘦肉洗净剁碎备用。

3. 将粳米洗净，大火煮开，加入怀山药块、枸杞子、黑芝麻。

4. 小火慢煮30～45分钟，加入瘦肉碎，肉熟即可。

功效： 滋阴补肾，补气养阴。

山药味甘，性平。补脾养胃，生津益肺，补肾涩精。《医学衷中参西录》评价山药：山药之性，能滋阴又能利湿，能滑润又能收涩。是以能补肺补肾兼补脾胃。且其含蛋白质最多，在滋补药中诚为无上之品，特性甚和平，宜多服常服耳。

黑芝麻性味平和，补肝益肾，滋润五脏，其所含脂肪中，

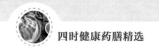

大部分为不饱和脂肪酸，对老年人有重要意义。其与怀山药配伍同用，对肝肾阴虚、病后体弱及中老年肝肾不足、大便燥结、须发早白者，尤为适宜。

本品适用于肝肾亏虚，须发早白；肾虚遗精，虚热消渴。

注意事项：芝麻多油脂，易滑肠，脾弱便溏者当慎用。

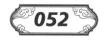

清心润肺——川贝玉竹汤

早秋岭南天气还比较热，长期紧张工作，容易让人烦躁、心神焦急，胃燥口干，肺燥干咳，思饮。用滋阴润肺川贝、玉竹等中药煮猪肺汤，既美味又达到滋阴养肺、清心安神的效果。

材料：猪肺（或瘦肉）200克（素食者不加），北沙参10克，大枣10克，莲子10克，玉竹10克，百合10克，枸杞子5克，川贝母5克，盐（素食者用冰糖）适量。

做法：

1. 将猪肺（或瘦肉）200克清洗干净切块。猪肺白酒涂洗，再用水洗净；瘦肉直接洗净切片即可。

2. 北沙参、大枣、莲子、玉竹、百合、枸杞子洗净泡发半小时；川贝母碾碎备用。

3. 将上述药材先放入炖盅，洒入川贝碎，盖上猪肺（或瘦肉），加入适量清水，大火烧开，再小火炖2小时，加盐调味皆可。

4. 素食者不加猪肺或瘦肉，加入冰糖煮成糖水，可直接食用或是捞出玉竹后打成羹糊食用。

5. 本汤适合 3 ～ 5 人饮用。

功效： 滋阴养肺，清心安神。

本品适用于肺胃火旺、久咳有痰、咽干烦渴的人群。北沙参、大枣、莲子、玉竹、百合、枸杞子等药材共奏滋阴润肺、清心补血安神之效。川贝母独擅清金，清肺热，化痰止咳。猪肺补肺止咳，用于肺虚咳嗽。

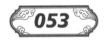

053

滋阴补血——地黄龙骨汤

秋天伤阴，睡醒会感觉到后背脊骨蒸热，面色不华，整个人没精神。这是因为人体阴血不足，肾阴虚。根据生地黄、熟地黄之功效特性，配合猪龙骨煮汤，既清蒸补血，又能滋阴补肝肾。

材料： 生地黄 50 克，熟地黄 50 克，猪龙骨 750 克，调味料适量。

做法：

1. 鲜猪龙骨用清水洗净血水，放入锅中搅拌焯水，去血水撇沫；注意保留骨髓。

2. 生地黄和熟地黄用清水洗净杂质。

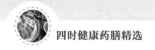

3. 把上述煲汤的材料一起放进汤煲内，加适量清水，先用武火煮沸，后用文火煲煮 1 小时，加入食用盐调味即成。

功效：滋阴补血，补益肝肾。

本品适用于肝肾阴虚、骨蒸劳热、内热消渴、血虚萎黄、健忘怔忡、腰膝酸软。

生地黄清热凉血，养阴生津，适用于津伤便秘、阴虚发热、骨蒸劳热、内热消渴。

熟地黄补血滋阴，益精填髓，适用于血虚萎黄、肝肾阴虚、腰膝酸软、骨蒸潮热、眩晕、耳鸣、须发早白。

猪脊骨可缓解疲劳，养肾益精，补血补髓。

注意事项：本汤偏滋腻，外感未愈、湿热体质者不宜食用。

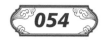

滋补肝肾——杜仲黄精鸽汤

秋高日爽，凉风惬意。这时，很多体质不好的朋友要考虑入冬滋补，在大补之前要做好秋季养身。秋季特点是阳消阴长，由热逐渐转寒，而秋主气燥，易伤津液，易伤肺，故秋季养生须"养阴"，当以润燥益气、健脾、补肝、清肺为主，及时补充夏日的过度消耗，又要养阴润肺防秋燥，既不可过热，也不能太凉，要以不伤阴、不耗阳为度。下面推荐一款以滋阴为主，平补肝肾的药膳——杜仲黄精鸽汤。

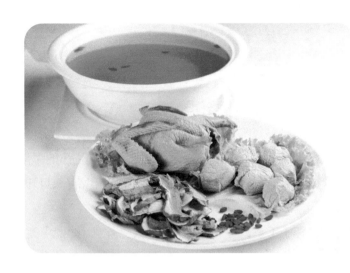

材料： 鸽子 1 只，黄精 15 克，杜仲 10 克，枸杞子 10 克，熟地黄 10 克，调味料适量。

做法：

1. 将鸽子除去内脏，清洗干净。

2. 将黄精、杜仲、熟地黄洗净塞进鸽子腹腔。把装好药材的鸽子放进汤煲内，洒入枸杞子，加适量清水，先用武火煮沸，后用文火煲煮 1.5 小时，加入食用盐调味即成。喝汤吃鸽肉。

功效： 滋补肝肾，强筋壮骨，补血养阴，填精益髓。

黄精补气养阴，健脾，润肺，益肾，适用于脾胃虚弱、肺虚燥咳、精血不足、内热消渴。杜仲补肝肾，强筋骨。熟地黄补血滋阴，益精填髓。三药共奏补肝肾之阴、强筋壮骨、除骨蒸潮热之效。

注意事项： 发热、咽喉肿痛等人群不宜用。

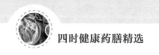

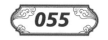

温润滋补——椰子鸡

天气渐渐转凉，正是滋补好时节。推荐益气生津的海南名菜——椰子鸡。本品鲜甜可口，清香芬芳，营养丰富又爽口开胃。

材料：椰子1个，鸡1只，荸荠6只，料酒、盐、姜适量。

做法：

1.将椰子打开倒出椰汁，取出椰肉，切条；荸荠去皮，切丁块备用。

2.鸡肉洗干净切块，锅中放适量清水，放入鸡块、姜片，煮沸去血沫，捞出鸡块。

3.将鸡块、椰汁、椰肉和荸荠倒入砂锅中，然后加入适量清水，大火烧开后慢炖半个小时，加少许盐调味即可。

功效：温润滋补，益气生津。

椰子含有丰富的植物蛋白、不饱和脂肪酸、维生素和钾、钙、镁等元素，具有补虚清热、生津止渴的功效。

鸡肉补中益气，补益肾气，富含蛋白质、多种矿物质和维生素等营养物质，能增强体质，提高机体免疫力和抗病能力，有利于人体的健康，是气血不足、体质虚弱人群的食疗佳品。

挑选椰子的时候一定要挑选老的椰子，老椰子的椰肉富含椰奶及油，香味更加浓郁。

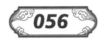

气血双补——阿胶炖洋参汤

长期熬夜、过度劳累会导致肾阴损伤，身心疲惫，引起阴血不足，常见面色无华、头晕耳鸣、心悸失眠、眼睛干涩、视力下降。秋季气候干燥助长阴虚火旺，本汤主要调理气血，滋阴补血。

材料： 鸡胸肉或瘦肉 100 克，阿胶 10 克（1/3 片），西洋参片 5 克（或西洋参粒 2 颗，砸碎），枸杞子 5 克，食用盐适量。

做法：

1. 将肉清洗干净切厚片。

2. 参片铺装炖盅内，放入枸杞子。

3. 将打碎阿胶置于药材上面。再将肉片盖住药材，加入清水和盐，隔水炖 1.5 小时。吃肉喝汤。

功效： 补气养血养颜。

本品适用于过度劳累、气血不足、长期熬夜导致肾阴损伤，出现阴血不足的人群。

西洋参味甘寒，补气养阴，主肺肾阴虚、肺失清肃。阿胶滋阴润肺，补血养颜。枸杞子滋肾补肝，润肺。三者合用既滋阴补血又补气养颜。

注意事项： 手脚冰凉者，西洋参改用红参片，加 1 片姜。本品不适宜湿热内郁、中满吐逆、痰热咳嗽者服用。

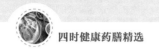
057

滋阴润肺，护肝和胃——石斛洋参炖乌鸡

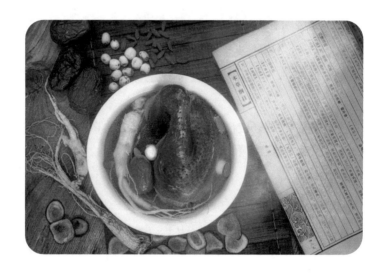

早秋岭南养生注重润肺护肝，鼻咽干燥、长期饮酒、工作劳累、慢性疲劳者可以试试这款药膳——石斛洋参炖乌鸡。

材料： 乌鸡半只，石斛 10 克，西洋参 10 克，枸杞子 10 克，大枣 10 克，陈皮 1 克，盐适量。

做法：

1.乌鸡除去内脏切块，洗净后入沸水氽水，捞出沥干。

2.石斛、西洋参、枸杞子、大枣、陈皮分别洗净泡发半小时。

3. 将上述食材放入炖盅，加入适量清水，大火烧开，小火炖2小时，加盐调味即可。

功效： 滋阴润肺，护肝和胃。

石斛味甘，性微寒，归胃、肾经，具有益胃生津，滋阴清热的功效。《药性论》言石斛能补肾积精、养胃阴、益气力。其上品为铁皮石斛，加工名为"铁皮枫斗"，具有降血糖、护肝利胆、增强免疫力、抑制肿瘤等作用。

西洋参味甘、微苦，性凉，归心、肺、肾经，具有补气养阴、清肺火、生津止渴的功效。《医学衷中参西录》云西洋参："性凉而补，凡欲用人参而不受人参之温补者，皆可以此代之。"其对心血管系统疾病、呼吸系统疾病和慢性肝病都有一定治疗作用。

乌鸡味甘性平，具有补肝肾、益气血、退虚热的功效，是补虚劳、养身体的上好佳品。食用乌鸡可以滋阴补肾，延缓衰老，富含多种人体必需氨基酸和微量元素，胆固醇和脂肪含量却很低，具有清除体内自由基、抗衰老和抑制癌细胞生长的功效，有很好补益作用。

枸杞子滋补肝肾，益精明目；陈皮、大枣理气和胃安中。

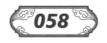

口舌生疮——竹蔗马蹄饮

口舌生疮多由烟酒不节，或多食肥甘厚味，留滞生热，或外感风热、湿热之邪，虚火上炎，热病伤阴等造成。对此，很多人使用清热解毒等大苦大寒之药，疗效虽然明显，但治标不治本。推荐一款标本兼治、清甜润肺的解渴茶饮——竹蔗马蹄饮，口感清润甘甜，非常适合小朋友。

材料： 竹蔗 3～5 节，马蹄 5 个，白茅根 10 克，胡萝卜 1 根，芦根 10 克，冰糖少许。

做法：

1. 竹蔗清洗干净，切成四分条状；马蹄去皮、洗净、切瓣；白茅根、芦根分别去杂物，清水洗净；胡萝卜去皮洗干净、切丁。上述材料全部沥干水分。

2. 将上述 5 种食材放入砂锅（药锅、茶壶）中，再放入适量水和冰糖，大火烧开后转小火炖 15～20 分钟，代茶随时饮用。

功效： 滋阴泻火，润肺解渴。

本品用于心脾积热外感热邪，或脾胃湿热，阴虚阳亢的口舌生疮。

竹蔗清热，生津，下气，润燥，用于热病津伤、心烦口渴、反胃呕吐、肺燥咳嗽、大便燥结。

马蹄化痰消积，清热生津，明目退翳。

胡萝卜健脾，化滞。胡萝卜中含有的叶酸及木质素，具有提高机体免疫力的作用。

鲜芦根具有清热泻火、生津止渴的功效。

白茅根具有清热凉血的功效，常和鲜芦根搭配使用，口感清甜，还有益胃生津的功效。

注意事项：素体阳虚寒盛、脾胃虚寒、平日小便多而不口渴者不宜服用本品。

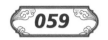

疏风解表润燥——桑菊鲜茅饮

中医学认为小儿乃"纯阳之体"，最易燥热上火。《医学源流论》云："小儿纯阳之体，最宜清凉。"小朋友因鼻黏膜薄弱娇嫩，燥火上炎导致鼻腔干燥，鼻内毛细血管破裂出血。鼻出血、以鼻干咽痛为主要症状的风热风燥感冒初期可用桑菊鲜茅饮。

材料：桑叶 10 克，菊花 10 克，鲜芦根 10 克，白茅根 10 克，冰糖少量。

做法：

1. 将桑叶、菊花、鲜芦根、白茅根分别去除杂物，清水洗净，沥干水分。

2. 把桑叶、菊花、鲜芦根、白茅根放入砂锅（药锅、茶壶）中，放入适量水和冰糖，大火烧开后转小火 15 ～ 20 分钟；也可将桑叶、菊花、鲜芦根、白茅根齐放茶壶内，用沸开水泡 10 ～ 15 分钟，代茶随时饮用。

功效：疏风解表，清热泻火。

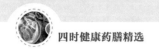

桑叶味苦、甘，性寒，具有疏散风热、清肺润燥、凉血止血的功效。《本草分经》云："苦甘而凉。滋燥凉血，止血祛风，清泄少阳之气热。"除了抑菌抗炎，桑叶还有降压、降糖、降血脂的功效。

菊花具有疏风清热、平肝明目、清热泻火的功效。

白茅根凉血止血，清热利尿，用于血热吐血、衄血热淋涩痛。

芦根清热泻火，生津止渴，除烦，止呕，利尿，用于热病烦渴、肺热咳嗽、胃热呕哕、热淋涩痛。

四药共奏疏风解表、清热泻火、止血之效。

注意事项：

1. 脾胃虚寒，平日小便多而不口渴者不宜服用。

2. 因虚寒所致出血、呕血者，以及素体阳虚寒盛者忌用。

3. 白茅根忌犯铁器，不能用铁锅炖煮。

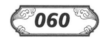

补肾养肝——二至鸽汤

秋风渐起，气候干燥，人体阴血不足，不能上荣而导致失眠健忘、视物昏花、须发早白；阴虚火旺，容易出现皮肤瘙痒的小困扰。推荐一款滋补肝肾、益阴止血的药膳——二至鸽汤。

二至丸出自《证治准绳》，具有滋阴补肾的功效，加入乳鸽改成汤膳，利于服用，好喝方便。

材料： 女贞子10克，墨旱莲10克，桑椹10克，乳鸽1只，调味料适量。

做法：

1. 墨旱莲、女贞子、桑椹洗净，装入纱布袋中，封口，备用。

2. 乳鸽去羽毛、内脏，洗净和装好药材的纱布袋一起放置汤锅中，加水同煮，鸽熟后，取出药袋加姜、酒、盐调味，喝汤、吃鸽肉。

功效： 补益肝肾，滋阴止血。

本品用于肝肾阴虚、视物昏花、咽干鼻燥、腰膝酸痛、潮热盗汗、血燥瘙痒等。

女贞子甘苦而凉，善能滋补肝肾之阴；墨旱莲甘酸而寒，补养肝肾之阴，又凉血止血。二药性皆平和，补养肝肾，而不滋腻，故成平补肝肾之剂。加桑椹，增益滋阴补血之力。上药合而用之，共成滋补肝肾、益阴止血之功。

注意事项： 脾胃虚寒、大便溏薄者忌用。

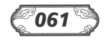

061

滋补肝肾——石斛鳖鱼补肾汤

晚秋寒意明显，更为干燥。鳖鱼能滋阴益肾健骨，营养非常丰富，大家也普遍喜欢用鳖鱼煮补益汤。对气血阴虚的人来

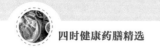

说，鳖鱼汤是非常好的滋补良方，配上石斛有增强滋补肝肾的作用。

材料： 鳖鱼 1 只（小只），石斛 15 克，黄芪 15 克，枸杞子 10 克，调味料适量。

做法：

1. 石斛、黄芪、枸杞子洗净，浸泡 20 分钟。

2. 将鳖鱼去肠杂及头、爪、白脂油，洗净，切成小方块，与诸药共煮至肉熟，弃药调味。食肉饮汤。

功效： 滋补肝肾。

本品适用于肝肾阴虚所致的腰膝酸痛、遗精、头晕眼花、内热消渴等。

鳖鱼肉质鲜美，营养丰富，为著名的滋补性水产品，性平味甘，有滋阴、凉血、益肾、健骨等功效。

石斛益胃生津，滋阴清热，用于热病津伤、阴虚火旺、骨蒸劳热、目暗不明、筋骨痿软。

黄芪补气升阳，生津养血，有治疗内热消渴、血虚萎黄之功。

枸杞子性味甘平而质润，善滋补肝肾之阴。

诸药相合，与滋阴凉血的鳖肉煮汤食用，功擅滋补肝肾，凡慢性久病见肝肾阴虚、腰膝酸软，或年老体虚见有阴虚证候者均宜食用。

注意事项： 本药膳功专养阴，滋腻黏滞，凡脾胃虚寒、便溏食少者忌服用。

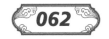

滋阴补气——洋参银耳炖燕窝

秋季伤肺阴，易造成肺燥咳喘。很多咳喘患者到了秋季就会哮喘频繁发作。洋参银耳炖燕窝既能补气润肺，润燥止咳，又可养颜美容，提神解乏。

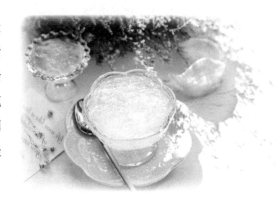

材料： 西洋参片 5 克，银耳 10 克，燕窝 1 盏（燕窝碎 10 克），冰糖少许。

做法：

1. 将西洋参洗净；银耳洗净，去蒂摘小朵，提前泡发备用。

2. 取燕窝放入盅内，用 50 毫升的温水浸泡至燕窝松软，用镊子择去燕毛，捞出用清水洗净，沥去水分，撕成细条，放入干净的碗中待用。

3. 把全部用料一齐放入炖盅内，加水盖过用料为宜，大火煮开，文火隔水炖 2 小时。随量饮用。

功效： 补气润肺，滋阴润燥。

本品适用于阴虚肺燥，咳喘少气，或咳痰带血，咽干口

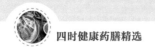

燥等。

西洋参味甘、微苦，性凉，补气养阴，清热生津，用于气虚阴亏、虚热烦倦、内热消渴、口燥咽干。

银耳即白木耳，味甘淡，性平，滋阴润肺，养阴生津。适用于阴虚干咳、虚劳久咳、干咳少痰、口干咽燥等症。

燕窝味甘，性平，养阴润燥，益气补中，化痰止咳。《本草再新》云："大补元气，润肺滋阴，治虚劳咳嗽、咯血、吐血，引火归原，滑肠开胃。"

上药合而同用，共奏补气养阴、滋润肺燥之效，加冰糖为羹，味甜顺滑。

注意事项：对燕窝过敏者禁止服用；凡中焦虚寒、湿盛或风寒咳嗽者，不宜饮用本品。

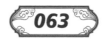

养阴安神止咳——灵芝银耳羹

秋，是万物果实饱满、成熟、收获的季节。天气清肃，人应当早睡早起，使情志安定平静，用以缓冲深秋的肃杀之气对人的影响；收敛此前向外宣散的神气，以使人体能适应秋气并达到相互平衡。所以秋季除了要防肺燥伤气，滋养心神也很重要。灵芝银耳羹是一款养阴安神止咳的糖水，美味可口，不限年龄。

材料：灵芝 15 克，银耳 10 克，冰糖 30 克。

做法：

1. 将银耳去掉根部，洗净，摘小朵，提前泡发备用。

2. 将灵芝洗净，切粗片，水泡20分钟，置茶壶（砂锅）中大火煮开，再用小火煮20分钟，去渣。

3. 加入洗净的小朵银耳、冰片，加水煮20分钟，吃银耳、喝汤。

功效：养阴润燥，补气安神，止咳。

本品适用于肺阴不足或肺肾两虚的咳嗽、心神不宁、气虚乏力。

灵芝补气安神，止咳平喘，用于心神不宁、失眠心悸、肺虚咳喘、虚劳短气、不思饮食。

银耳滋补生津，润肺养胃，主虚劳咳嗽、痰中带血、津少口渴、病后体虚、气短乏力。

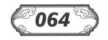

064

健脾消积——独脚金猪横脷汤

疳积是因脾胃功能受损，气液耗伤而逐渐形成。很多家长怕孩子吃不饱，就像填鸭一样喂哺饮食尚不能自节的婴幼儿。喂养不当，损伤脾胃之气，耗伤气血津液，就会出现消化功能紊乱，脾胃虚损而发生疳积。独脚金加猪横脷煲汤可健脾消积，滋阴清热。

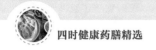

材料：独脚金 10 克，猪横脷半条。

做法：

1.猪横脷洗净，用刀尖挑去白脂，切成小段，汆水。

2.独脚金快速过水，绑扎起来或装入纱布袋中，置锅中浸泡 20 分钟。

3.猪横脷、1 片姜、适量盐，加水大火煮开，再用小火煮 20 分钟。

功效：健脾消积，滋阴清热。

本品适用于小儿疳积、肺燥肝旺、脾胃虚弱、消化不良。

猪横脷味甘性平，健脾胃，助消化，养肺润燥，泽颜面色，去肝火。

独脚金味甘、淡，性平，清肝，健脾，消食，治小儿伤食、疳积、黄肿、夜盲。

两者合用既能健脾消积，又可清热去肝火，用于小儿消化不良疳积，清心火。

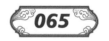

补肾养颜——玫瑰桑杞茶

秋季干燥，容易情绪烦躁，皮肤无华，特别是办公室一族，长期用电脑工作者。玫瑰桑杞茶能疏肝养颜、滋阴补肾，又能行气解郁、清肝明目。

材料：玫瑰花 3 克，桑椹 5 克，枸杞子 5 克，菊花 3 克。

做法：

1. 玫瑰花、桑椹、菊花分别去除杂物，清水洗净，沥干水分。

2. 把玫瑰花、桑椹、菊花放置砂锅中，放入适量水浸泡 10 分钟，烧开后微沸 5 分；加冰糖（糖尿病者不宜加），也可放茶壶内，用沸水泡 10 ～ 15 分钟，代茶随时饮用。

功效：疏肝养颜，滋阴补肾，适用于情绪波动、抑郁烦躁等。

玫瑰花行气解郁，和血，止痛。《本草再新》云："舒肝胆之郁气，健脾降火。"

桑椹滋阴补血，生津润燥。用于肝肾阴虚，眩晕耳鸣，心悸失眠，须发早白，津伤口渴，内热消渴，肠燥便秘。

枸杞子滋补肝肾，益精明目。用于虚劳精亏，腰膝酸痛，内热消渴，血虚萎黄，目昏不明。

菊花味苦、甘，性寒。具有疏风清热、平肝明目、清热泻火的功效。

注意事项：脾胃虚寒者慎用。不能用铁锅煮。

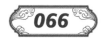

066

健脾养胃——沙参石斛瘦肉汤

早秋煲汤以清暑热、去燥润肺、营养滋补为主旋律。本汤膳养阴润燥，健脾益胃，适合于胃阴不足、口燥咽干、胃纳欠

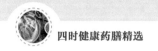

佳、大便干结者，或肺燥干咳、皮肤干燥的人群。

材料：北沙参15克，石斛10克，麦冬10克，玉竹5克，山药10克，白扁豆5克，太子参5克，党参10克，瘦肉100克，食用盐适量。

做法：

1. 北沙参、麦冬（麦冬清养肺胃之阴去心用；心火旺，滋养清心连心用）、玉竹、石斛、山药、太子参、党参切成小段（片）；将上述药材分别洗净备用；瘦肉洗净切片。

2. 麦冬、玉竹、石斛、太子参、白扁豆置入砂锅中浸泡20分钟，开火煮，大火沸开改小火煮15～20分钟。

3. 捞出药材，以汤为水，加入北沙参、党参，煮沸后加入新鲜山药片，小火10分钟，再加入瘦肉片、食用盐。肉熟，喝汤吃肉。

功效：滋阴养胃，补气健脾。

北沙参入胃，善滋养胃阴而生津，无论是外感热病后期，还是久病胃阴被伤所致胃阴亏虚，均适用，与麦冬、玉竹、石斛、冰糖合用增强养阴益胃之效。山药、白扁豆、太子参、党参善补脾胃之气。诸药合用，能调养脾胃气虚、胃阴亏虚。

注意事项：风寒作嗽、脾胃虚寒者忌食用。

067

补脾益气——桂圆洋参饮

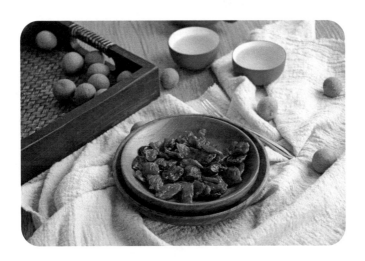

秋季干燥伤肺阴，过度熬夜、过度思虑，或过量食用辛辣刺激性食物，会造成心脾气血不足，症见倦怠乏力、面色不华，故用桂圆肉加西洋参补心脾，益气血，清虚火。

材料：桂圆肉30克，西洋参片3克，白糖3克。

做法：

1. 将桂圆肉去沙，洗净。

2. 将洗净的桂圆肉、西洋参片、白糖置于炖盅内，隔水炖1.5小时，吃肉、喝汤水。

功效：补脾益血，补气清火。

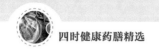

桂圆肉又叫龙眼肉，有补益心脾、养血安神的功效，用于气血不足、心悸怔忡、健忘失眠、血虚萎黄。桂圆肉补心脾，又能益气血，且甘甜平和，可用于病久衰羸或老弱之人、气血不足之证者，症见倦怠乏力、少气自汗、面色淡或萎黄等。

西洋参补气养阴，清热生津。

桂圆肉加上西洋参则有补气血、清虚火之功。

注意事项：

1. 内有郁火，痰饮气滞及湿阻中满者忌服。

2. 感冒未愈者忌服。

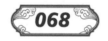

气血双补——熟地红参鸡肉汤

气血两虚常有手足不温、面色苍白或萎黄、眩晕失眠等；女性气血不足，则月经量少，秋天看起来面色无光泽。这个时候是补益阴血的时候，熟地红参鸡肉汤滋阴补血，气血双补。

材料：熟地黄30克，红参片10克，枸杞子10克，鸡胸肉100克，食用盐适量。

做法：将熟地黄洗净去沙。将洗净的熟地黄、红参片、枸杞子、鸡胸肉置于炖盅内，隔水炖1.5小时。待温后加盐调味，吃肉喝汤。

功效：气血双补，补精益髓。

熟地黄补血滋阴，益精填髓，用于血虚萎黄、肝肾阴虚、腰膝酸软、须发早白。

红参补脾益肺，生津养血，用于体虚欲脱、气血亏虚、久病虚羸。

枸杞子滋补肝肾，益精明目，用于虚劳精亏、腰膝酸痛、血虚萎黄、目昏不明。

熟地黄甘温滋润，养血力强，搭配红参治血虚又兼气虚之证，可达到气血双补之效，用于血虚心肝失养、面色萎黄或苍白、眩晕心悸、失眠等症。精血同源，熟地黄通过养血滋阴，可补精益髓，与枸杞子同用，增强补血益精作用。

注意事项：气滞痰多、脘腹胀痛、食少便溏者忌服。

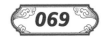

滋阴补肾——二精瘦肉汤

肾阴为脏腑阴液之本，为一身之元阴，是肾阳功能活动的物质基础，对人体各脏腑有滋养润泽作用。肾阴充足，使各个脏腑功能健运有序，不过于亢进，人体精神内守。本汤两味中药滋阴补肾，由《圣济总录》二精丸演变而来，原书云：常服助气益精，补填丹田，活血驻颜，长生不老。故本品适用于老年人阴虚不足，头晕耳鸣，口舌干燥。

材料：黄精 15 克，枸杞子 15 克，麦冬 10 克，瘦肉 100

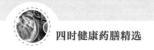

克，食用盐适量。

做法：将瘦肉切片，飞水。麦冬去心，切碎。黄精、枸杞子、麦冬置砂锅中浸泡 15 分钟，大火煮开，调小火微沸 15 分钟，加入瘦肉片。肉熟，喝汤、吃肉。

功效：补肾填精，滋阴润肺。

黄精、枸杞子组成二精汤，平补肺脾肾而能填精生髓，使肾精充足，可用于肾虚精亏。

麦冬养阴生津，润肺清心，用于肺燥干咳、阴虚痨嗽、内热消渴、心烦失眠。

肺金生肾水。若是肺阴不足，就会直接导致肾阴的不足，而肾阴不足，就难以上濡于肺，反过来就会加剧肺阴的不足。

三药同用，补肾填精，滋阴润肺。

注意事项：脾虚泄泻、咳嗽多痰、风寒感冒者不能服用本品。

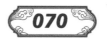

070

滋阴润肺——葛根百合粥

秋季伤阴易肺燥，出现肺燥热、心烦。本膳以葛根、百合入粥，有不错的清心润肺作用，能对常伏案工作者颈背肌肉酸痛、口渴有明显效果，兼能解酒。

材料：大米 100 克，野葛根 15 克，鲜百合 6 克。

做法：

1. 砂锅中注入适量清水，大火烧开，再倒入备好的野葛根，煮开 15 ～ 20 分钟，捞出葛根。

2. 放入洗好的大米、鲜百合，搅拌均匀。

3. 盖上盖，烧开后用小火煮约 30 分钟至食材熟透。

4. 揭开盖，搅拌均匀即可。

功效： 滋阴润肺。

葛根解肌退热，生津止渴，解酒，具有解热、消炎、抗菌、降血压等功效。从葛根中提炼出来的黄酮能增加脑及冠状动脉血液流量，尤其对改善高血压、动脉硬化患者脑循环有特效。

百合有养阴润肺、清心安神的功效。

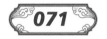

清利咽喉——青榄石斛瘦肉汤

秋冬季节干燥，也是咽喉疾病的高发季节。风燥之邪偏盛，容易损伤津液，常使人口鼻干燥、咽喉肿痛，出现熬夜后面部痤疮等"上火"症状。此时应给予清肺利咽、滋阴补肾的药膳。

材料： 青橄榄 8 颗，石斛 10 克，麦冬 10 克，瘦肉 100 克，盐适量。

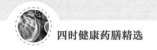

做法：

1. 将青橄榄、麦冬洗净，切开；石斛泡开洗净。

2. 将洗净的青橄榄、石斛、麦冬放入汤锅，加适量清水。

3. 大火煮开改文火煮 20 分钟；加入瘦肉。

4. 再煮 10 ～ 15 分钟放适量盐调味即可。

功效：清肺利咽，滋阴补肾。

青橄榄具有清肺利咽、生津、解毒等功效，对声音嘶哑、咽喉干痛、有异物感等各种咽喉症状有很好的效果。现代医学研究发现，青橄榄具有降血脂、助消化、生津解毒、健胃、醒酒、减肥、促进儿童骨骼发育等功效。

石斛具有益胃生津、滋阴清热、明目强腰的功效，还具有降血糖、护肝利胆、增强免疫力、抑制肿瘤等作用。

麦冬味甘、微苦，性微寒，具有养阴生津、润肺止咳的功效。

三者合用不但能清利咽喉，清补肺气，还能益气补肾，滋阴润燥；尤其适合胃燥口干口臭、肾阴虚体弱者。

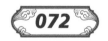

072

润肺安神——百合地黄筒骨汤

百合地黄汤是汉代医圣张仲景《伤寒杂病论》中治疗"百合病"的经典方剂。在当今快节奏的生活下，人们工作压力大，情绪紧张焦虑、思虑过多等导致心血、肺阴耗伤。百合、生地黄相合养阴清热，安神定志，补养心肺，加入筒骨组成百合地黄筒骨汤，可口美味，疗效明显。

材料： 鲜百合 30 克，鲜地黄 30 克，筒骨 1 支，食用盐适量。

做法：

1. 猪筒骨冷水下锅，大火烧开，捞去血沫；砍断两端骨头，保留骨髓。

2. 将洗净鲜百合汆水；鲜地黄清水洗净。

3. 将筒骨、鲜地黄（干地黄 20 克）、百合放入砂锅中，加水煮 45 分钟，加盐、葱花等，喝汤吃骨髓。

功效： 润肺清心，补虚安神。

心主血脉与神明，肺主治节而朝百脉。心肺阴虚，累及百脉，影响神明。

百合甘而微寒，既能润肺清心，又能补虚安神，与鲜生地黄同用，可治疗热病后或情志不遂所致上症，共奏润肺清心、补虚安神之效。

筒骨（骨髓）补阴益髓，用于虚劳，羸瘦乏力，夜多盗汗，皮寒骨热，骨蒸劳热，有增强补阴之效。

注意事项： 风寒感冒、风寒咳嗽、寒泻者忌服。

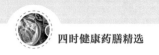

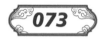

润肺止咳——川贝银耳羹

广东的白露时节仍比较炎热，但早、晚风大，多夹温燥之邪，最易伤肺，要防止鼻腔疾病、哮喘病和支气管病等呼吸道疾病的发生。

中医学认为，肺为清虚娇嫩之脏，喜润恶燥，秋冬风燥邪气犯肺易见肺燥之证，虚劳久咳，肺阴与肺气必伤，应益气养阴，润肺止咳。

材料：银耳1朵，川贝母5克，山药10克，南沙参10克，冰糖适量。

做法：

1.提前将银耳洗净，去掉根部，放入冷水中泡软，取出撕成小块，再用冷水浸泡1.5小时，温水浸泡1小时，泡开后备用。

2.川贝母洗净风干，碾碎备用。

3.山药、南沙参洗净置砂锅浸泡15分钟。

4.将银耳、川贝母加入砂锅，加适量冰糖，开火煮，煮至银耳呈黏稠糊状即可食用。

功效：滋阴益气，润肺止咳。

银耳味甘性平，质润不腻，功擅滋阴益气润肺而止咳，搭配山药、南沙参、川贝母等同用，加强滋阴益气、止咳化痰之效，有调理肺、脾、肾三脏的功效，对慢性支气管炎也有一定缓和作用。

注意事项：风寒感冒、风寒咳嗽、寒泄者忌服。

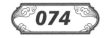

养阴美颜——雪蛤银耳羹

美颜是女性朋友的追求，秋季干燥伤阴则影响阴血，阴虚则面不华。蛤蟆油中含有丰富的氨基酸、复合多肽，有延缓衰老、调整女性内分泌的作用。银耳的营养成分相当丰富，能够增强人体免疫功能，起到扶正固本作用，加冰糖调味成羹——雪蛤银耳羹。

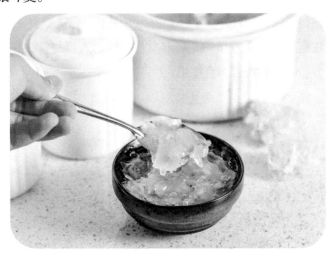

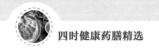

材料：雪蛤 5 克，银耳 3 克，枸杞子 3 克，冰糖适量。

做法：

1. 雪蛤瓣碎成小块，用牙签挑去筋膜。洗净后用温白开水浸泡，泡开后弃水。

2. 提前将银耳洗净，去掉根部，放入冷水中泡软，取出撕成小块，再用冷水浸泡 1.5 小时，温水浸泡 1 小时，泡开后弃水。

3. 将枸杞子洗净，与雪蛤、银耳、冰糖一起放入炖盅，隔水炖 2 ～ 3 小时即可。

功效：滋阴润肺，养容美颜。

雪蛤学名蛤蟆油，补肾益精，甘平滋润，善养阴润肺，用于病后体弱、神疲乏力、心悸失眠。

银耳具有滋阴润肺、养胃生津的功效。

枸杞子滋补肝肾，善于补肾阴，可用于虚劳精亏。

注意事项：儿童慎用，患有女性疾病的人群尽量少用；感冒未愈、咳嗽有痰者不宜使用。

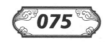

补肾养血——甲鱼石斛虫草汤

甲鱼、冬虫夏草、石斛是药膳贵族。甲鱼肉质鲜美、营养丰富，背甲周围的柔表皮部（鳖裙）是肉质中最鲜美的部分，历来为筵席上乘名菜。甲鱼石斛虫草汤能补肾益肺，滋阴养血，对肺肾阴阳两虚之人有很好的滋补作用。

材料： 甲鱼 250 克，冬虫夏草 5 条，石斛 15 克，北沙参 30 克，盐、油、味精适量。

做法：

1. 将新鲜石斛洗净（干石斛提前浸泡 4～6 小时）备用。

2. 将甲鱼宰去头、足，除去内脏、白脂，洗净，放入砂锅内。

3. 再把洗净的冬虫夏草、石斛、北沙参放入砂锅中，加适量水，先用武火煮沸，然后以文火慢煮至甲鱼肉熟透，加入调味料即可。饮汤、吃肉。

功效： 补肾益肺，滋阴养血。

本品适用于肺肾两虚的久咳咯血、潮热骨蒸、腰膝酸软，或肺痨咯血等。

甲鱼滋阴潜阳，软坚散结，退热除蒸。

北沙参养阴润肺，养胃生津，补五脏之阴，尤专补肺阴，宜用于老年人久咳而有阴虚肺热，以及热病后期，燥热伤阴，肺阴、胃阴不足者。

冬虫夏草既养肺阴，又补肾阳，为平补阴阳之品，虽然性味甘温，却甚和缓。

石斛益胃生津，滋阴清热，用于热病津伤、胃阴不足、病

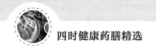

后虚热不退、阴虚火旺。

以甲鱼肉与石斛、虫草、沙参文火炖用，补肾益肺、滋阴养血功用更著。

注意事项：本方功能滋补阴血，脾胃阳虚者及孕妇忌服。

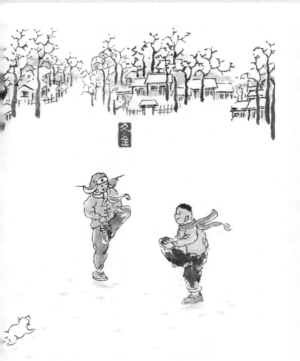

第四章

冬之药膳

冬季属水，五行对应于肾，过食咸味食物，则会助水克火，令心脏受病，所以冬日可以"减咸增苦"，补养心气。冬季人体阳气内收潜藏，身体易处于"内热"状态。此时，适当进食滋补的食物，人体更容易运化吸收，转化为能量，但应注意补阳育阴。"善补阳者，必于阴中求阳，则阳得阴助而生化无穷，善补阴者，必于阳中求阴，则阴得阳升而泉源不竭。"在进补同时，应顾护阴分，否则，单纯温补，易伤阴化燥。宜食用温补滋养之品，慎食寒凉及过于辛燥之物，以免伤阳或滋生内燥。

　　常用食物及药物：羊肉、牛肉、狗肉、虾仁、猪血、糯米、韭菜、甲鱼、猪腰子、核桃仁、人参、黄芪、芝麻、何首乌、海马、桂圆、大枣、山药、阿胶、鹿茸、肉苁蓉、巴戟天、锁阳、冬虫夏草、益智仁、杜仲、菟丝子。

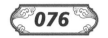

补血驱寒——当归生姜羊肉汤

当归生姜羊肉汤出自《金匮要略》，乃后世虚寒腹痛食疗之圭臬。

材料： 羊肉500克，当归15克，生姜25克，黄酒、盐适量。

做法：

1. 将羊肉切块，加适量清水，煮沸去血沫，取出羊肉，洗净，生姜洗净切片。

2. 砂锅中加入适量清水，放入羊肉、当归、姜片、黄酒，用武火煮沸，再文火炖至羊肉熟烂，加少许盐调味即可。

功效： 温补脾肾，大补气血。

羊肉味甘，性热，可温补脾、胃、肾，具有温中健脾、补肾壮阳、补气血的功效。

当归味甘、辛，性温，入肝、心、脾经，具有补血活血、调经止痛的功效。

生姜散寒温中，并可去除羊肉的膻味。

注意事项： 体形肥胖、腹满便溏者慎用。

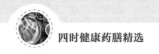

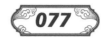

调理肠胃疏肝郁——玫瑰黑茶

中国是茶文化的发祥地，对茶的应用有数千年历史，其中将茶应用于养生治病更是有着独到的经验。《本草纲目》记载茶叶主治"瘘疮，利小便，去痰热，止渴，令人少睡，有力悦志"。六大茶类中，黑茶的保健作用尤为突出，黑茶性温，搭配馥郁芳香的玫瑰花，不仅滋味醇和，还有解郁疏肝、理气和胃的功效。

材料：黑茶 5 克，玫瑰花 3 ～ 5 粒（或墨红玫瑰 1 朵）。

做法：黑茶和玫瑰花置于杯中，加开水适量，焖泡 5 ～ 10 分钟即成。

功效：疏肝解郁，理气和胃。

黑茶，六大茶类之一，是加工过程中有微生物参与的后发酵茶。近年来，黑茶的保健功效被不断发掘，在调节糖脂代谢、蛋白质代谢方面具有独特的功效。

玫瑰花味甘、微苦，性温，归肝、脾经，具有行气解郁、和血、止痛之功效。

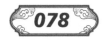

补气益血养胃——归芪栗子鸡

黄芪佐以少量当归乃补气生血之良方,搭配健脾养胃的栗子,与乌鸡一同炖煮,尤其适合气血不足、脾胃虚弱者。

材料: 当归 3 克,黄芪 15 克,板栗 250 克,乌鸡 600 克,姜片、盐适量。

做法:

1. 将板栗去壳,沸水焯烫后,捞起去皮膜;乌鸡切块。

2. 锅中加清水,放入鸡块、姜片煮沸,去除血沫,捞出鸡块,洗净。

3. 将乌鸡块、板栗、当归、黄芪放入砂锅,加水盖过材料,以大火煮开,转小火炖煮 40 分钟左右,再加盐少许。

功效: 补气养血,健脾养胃。

板栗性温味甘,入脾、胃、肾经,具有健脾养胃、止血消肿、强筋健骨的功效。《备急千金要方·食治方》:"生食之,甚治腰脚不遂。"常吃板栗,有延年益寿的作用。

黄芪补气,当归养血和血。

乌鸡味甘性平,入肝、肾、肺经,具有补肝肾、益气血、退虚热的功效。乌鸡富含蛋白质、氨基酸、矿物质和微量元素,胆固醇和脂肪含量却很低,可滋补身体,延缓衰老。

注意事项: 表实邪盛、气滞湿阻及阴虚体质者不建议服用。

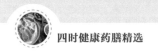
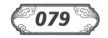

祛瘀活血——猪脚姜醋

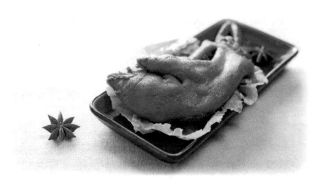

　　猪脚姜醋是广东的传统药膳，风味独特，虽以产妇产后补身闻名，但对于体质虚寒、冬天手足不温的人群同样适合。

　　材料： 猪蹄 1000 克，鸡蛋 10 个，生姜 500 克，甜醋适量，红糖适量。

　　做法：

　　1.将生姜洗净去皮后，切片；鸡蛋煮熟后去壳；猪蹄去毛，切块、洗净，焯水后捞出备用。

　　2.炒锅烧热，加入姜片，用文火将姜片表面水分炒干。

　　3.砂锅内铺上姜片，放入猪蹄、去壳鸡蛋、红糖，最后浇上甜醋，没过食材。

　　4.武火煮开，再文火煲20分钟，关火，焖20分钟。此步骤重复2次，即成。

功效：祛瘀散寒，活血行气。

猪蹄味甘、咸，性平。《随息居饮食谱》记载："填肾精而健腰脚，滋胃液以滑皮肤，长肌肉可愈漏疡；助血脉，能充乳汁。较肉尤补，煮化易凝。"可见，猪蹄非常适合用以补益气血，润泽肌肤及产后滋补。

鸡蛋含人体所需的丰富蛋白质、氨基酸及多种微量元素，可以提高免疫力，补充钙质。

生姜味辛，性微温，归肺、脾、胃经，具有解表散寒、温中止呕、温肺止咳的功效。

甜醋散瘀兼补益，可解猪蹄的滋腻，又促进其消化吸收。

注意事项：

1. 由于醋对金属有腐蚀性，建议使用砂锅瓦罐类器具。

2. 每天将猪脚姜醋煮开一次，并保持不沾水，可延长保存时间。

3. 由于猪蹄经浸泡后再处理容易软化，姜醋煲好后，可将猪蹄先捞出放冰箱保存。

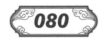

080

助阳补胃散寒湿——艾根猪肚汤

艾根是客家地区常用的食材，客家人经常用艾根与猪肚煲汤，用以暖胃肠，祛寒湿。本篇推荐这款艾根猪肚汤，补益散寒，味道清香。

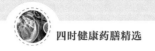
材料：艾根 50～60 克，猪肚 1 只，生姜、面粉、料酒、盐适量。

做法：

1. 艾根加入清水浸泡 20 分钟，洗去泥沙，备用。

2. 猪肚撒上面粉，搓洗掉黏液和内膜，洗净。

3. 将猪肚放入锅中，加适量清水，放入姜片、料酒煮开 10 分钟，捞起猪肚，洗净，切条。

4. 将猪肚、艾根、姜片放入砂锅，加足量清水，武火煮开，文火煮 2 小时，加少许盐调味即可。

功效：祛风散寒，助阳补胃。

艾根味苦辛，性温，归肝、脾、肾经，具有祛风散寒、温通血脉的功效。

猪肚味甘，性温，归脾、胃经，可补虚损，健脾胃。《随息居饮食谱》载："补胃，益气，充饥，退虚热，杀劳虫，止带浊、遗精，散癥瘕积聚。"

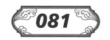

补益气阴——药膳蒸鸡

药膳蒸鸡是一道有名的粤菜。土鸡与常见的药材碰撞出的味道很是惊艳，土鸡吸收了中药的药香，鸡肉嫩滑鲜甜，令人食指大动。

材料：土鸡半只，当归 1 片，黄芪 5 克，党参 5 克，枸杞子 3 克，玉竹 5 克，麦冬 5 克，大枣 4 枚，虫草花、姜丝适量，盐、淀粉、黄酒适量。

做法：

1. 将土鸡切小块，洗去血水，沥干水分；其余食材稍洗备用；大枣去核。

2. 鸡肉加入黄酒、盐、淀粉抓拌均匀，后加入其余食材，抓拌均匀后，腌制半小时，摆盘。

3. 锅内加清水煮沸后，上锅武火蒸 15 分钟，即成。

功效：补益气阴。

土鸡乃血肉有情之品，黄芪、党参配伍健脾补气，当归补血活血，搭配玉竹、麦冬养阴生津。以上数味同用，共奏补益气阴之功效。

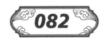

补益中焦脾胃——芋头鲫鱼煲

冬季是吃芋头的最佳季节，适当吃芋头可以疏通阻滞之气，搭配鲫鱼有很好的下气作用。同时，芋头还可以补益中焦脾胃。

材料：芋头 250 克，鲫鱼 1 条，生姜、盐适量。

做法：

1. 芋头去皮，切成小块；鲫鱼去除内脏，洗净；生姜洗净

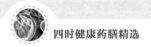

切片，备用。

2.炒锅烧热，放油，下姜片，鲫鱼煎至两面焦黄，下足量开水，煮沸；将鱼和汤转移至砂锅（鲫鱼可用纱布袋包起），备用。

3.炒锅放油，倒入芋头，翻炒至表面微焦，将芋头倒入砂锅，煲至芋头熟透，加盐适量，即成。

功效：补益脾胃，通滞下气。

鲫鱼味甘，性平，可以补益五脏。芋头性平。《食疗本草》载："和鲫鱼、鲤鱼煮作臛，良。久食，令人虚劳无力……主宽缓肠胃。"可见芋头与鲫鱼搭配有很好的补益中焦的作用，但芋头长期服用有"使人虚"之弊，且其他季节宜少食芋头。

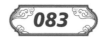

益肾助阳——萝卜羊肉煲

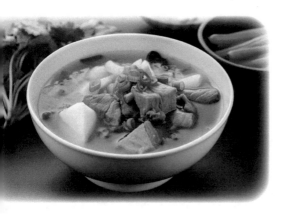

俗语说"冬吃羊肉赛人参"，又说"冬吃萝卜夏吃姜，不劳医生开药方"。两者均为冬季进补的常用食材，巧妙相合，稍加佐料，即成一道温而不燥的食疗好方。

材料： 羊肉 500 克，白萝卜 1 个，生姜 5 片，草果、八角茴香各 2 枚，陈皮丝 3 克，枸杞子 5 克，盐适量。

做法：

1.将羊肉洗净切块、焯水备用，白萝卜洗净去皮并切块，生姜洗净切片。

2.炖锅放入羊肉、生姜、草果、八角茴香，加适量清水，武火烧沸后，文火炖 1 小时，再放入白萝卜、陈皮、枸杞子炖 30 分钟，加盐适量，即成。

功效： 补肾助阳，健脾开胃。

羊肉味甘，性热，可温补脾、胃、肾，具有温中健脾、补肾壮阳、补气血的功效。《本草纲目》记载羊肉能暖中补虚，补中益气，开胃健身，益肾气，养胆明目，治虚劳寒冷、五劳七伤。

草果可燥湿温中祛寒湿，八角茴香温阳散寒，搭配羊肉，驱寒疗效佳，且可去羊肉之腥膻。

白萝卜味甘、辛，性平，归肺、胃、大肠经，有下气宽中、消积导滞等作用。冬天适量食用白萝卜，可缓解冬季易出现的饮食积滞，促进胃肠消化吸收。同时加入少量陈皮，增加消导力量，使补而不滞。

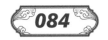

084

养血润燥——章鱼莲藕花生汤

民间习惯冬季进补，有"三九补一冬，来年无病痛"之说，

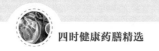

但部分肠胃功能不佳之人，猛进肉食，难免出现食而不消、积滞不通的弊端，宜荤素搭配。此款章鱼莲藕花生汤可补益气血，兼有芳香化湿、健脾开胃、润肺的功效。

材料：章鱼干4只，莲藕600克，花生100克，生姜、香菜适量，食盐少量。

做法：

1. 章鱼洗净泡软切丝，花生提前浸泡，莲藕洗净去皮切块，生姜切片。

2. 炒锅烧热，放入食用油，将章鱼丝炒香，倒入足量开水。

3. 将章鱼汤转至砂锅，加入莲藕、花生、姜片，武火煮开，小火煮1小时，加入香菜、食盐即成。

功效：益气养血，健胃润燥。

章鱼，《本草纲目》谓其"甘，咸，寒，无毒。养血益气"，可敛疮生肌，主治气血虚弱、疮疡久不收口。

莲藕，《随息居饮食谱》记载："甘，平……熟食补虚，养心生血，开胃舒郁，止泻充饥。"

花生，《随息居饮食谱》载："落花生，煮食，甘平。润肺，解毒，化痰。"

香菜芳香化湿，又可提鲜。生姜调和诸味，可去章鱼之腥寒。

诸味合用，具有益气养血、开胃舒郁、润肺降燥的功效，对于疮疡后期、久不收口的患者，更有敛疮生肌的特殊作用。另据民间经验，章鱼亦可用作产后乳汁稀少、乳汁不通的食疗。

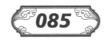

助阳益阴——竹蔗马蹄羊肉煲

民间习惯冬季进补，尤其冬至之后。岭南人喜食羊肉，血肉有情之品确为补益佳品，但岭南民众脾胃多虚弱，加上熬夜、饱食终日等诸多习惯，极易形成寒热夹杂证候，进食温热容易"上火"，进食生冷寒凉又易腹泻。因此，进补不可偏废。

材料： 羊肉1000克，竹蔗500克，马蹄（荸荠）10只，胡萝卜1根，生姜适量，食盐少许。

做法：

1. 将羊肉切块，加适量清水，煮沸去血沫，取出羊肉，洗净；竹蔗刮皮洗净，对半切开；马蹄去皮，对半切开；胡萝卜洗净切块；生姜洗净切片。

2. 上述食材放入砂锅，加入清水适量，武火煮开，文火煲1.5小时，加入食盐少许，即成。

功效： 助阳益阴。

羊肉味甘性热，可温补脾、胃、肾，具有温中健脾、补肾壮阳、补益气血之效。

竹蔗（甘蔗），《中国药膳辨证治疗学》载其甘寒，归肺、胃经，清热除烦，生津润燥，和中下气，主治热伤津液、心闷口渴、胃阴不足等。

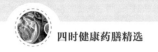

马蹄（凫茈、荸荠等），《食疗本草》载："下丹石，消风毒，除胸中实热气……明耳目，止渴。"

如此搭配，用竹蔗、马蹄等甘寒之品，制衡大温大热之羊肉；又可充养胃阴，防止食用羊肉之后蕴生胃火；还可补充津液，防止阴虚内热之人出现口干舌燥等症。胡萝卜性味甘平，健脾消食，补肝明目，引羊肉之火气下行，又可调和诸味。

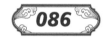

补肾强筋——补肾健步煲

中年以后，禀赋渐衰，加之调摄不当，许多中老年人出现腿脚不利、行动不便，即所谓"年过四十，则阳气自半"是也，加之冬季天寒，许多中老年人骨关节病发作更为频繁。

材料：牛筋 500 克，盐牛膝、盐巴戟天、盐杜仲、桑寄生各 10 克，姜片适量。

做法：牛筋洗净焯水后，放入高压锅，加足量清水，武火煮至上汽后，文火煲 45 分钟；药材浸泡半小时；将牛筋和汤转至砂锅，加入药材和姜片，再炖半小时，加食盐少许，即成。

功效：补益肝肾，强筋壮骨。

"形不足者，温之以气，精不足者，补之以味。"选用牛筋，既是"取象比类"，又作药引之用。《中国药膳大辞典》载其：性味甘平，功擅补肝强筋，补血，主治筋骨痿弱乏力、血虚体弱等症，是上等药膳原料。

牛膝、杜仲、桑寄生三药均能补肝肾，强筋骨；巴戟天补肾助阳，祛风除湿。诸味合用，共奏补肝肾、益气血、祛风胜、止痹痛之功。

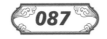

087

轻身益气——萝卜墨鱼汤

"冬吃萝卜夏吃姜，不劳医生开药方。"白萝卜是冬天里一味物美价廉的食材，白萝卜除了搭配牛羊肉，还可与墨鱼干同煮，称得上是"山珍海味"。

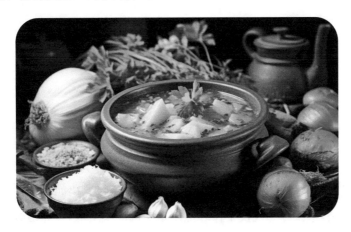

材料：墨鱼干3个，白萝卜600克，生姜、大枣适量，盐少许。

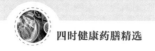

做法：

1. 墨鱼干提前浸泡切丝，白萝卜去皮切块，生姜切片；炒锅烧热，放入食用油，将墨鱼干炒香后倒入足量开水。

2. 将墨鱼和汤转至砂锅，放入萝卜、姜片、大枣，武火煮开，文火煮 40 分钟，加入食盐少许，即成。

功效：滋补肝肾。

墨鱼又称乌贼鱼，《食疗本草》谓其"有益髓……久食之，主绝嗣无子，益精"。

萝卜（学名莱菔），《食疗本草》载："冷，利五脏，轻身益气。"萝卜具有消食导滞、化痰清热的功效，对消化不良、腹胀、便秘有治疗作用。

此汤具有补益精髓、消食导滞、轻身益气之功，非常适合作为冬季家庭日常靓汤，尤其适合节假日多食腹胀之后服用。

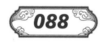

088

益气壮筋骨——大力双龙汤

随着现代工作生活节奏的加快，人们的体力劳动越发减少，从临床来看，不乏许多缺乏锻炼导致的痛症，比如久坐伤气，加之形寒饮冷（现代工作环境多是空调冷气），诸多原因叠加，导致气虚血滞、寒湿痹阻的痛症非常多见。

材料： 龙骨（猪脊骨）500 克，牛大力 30 克，五指毛桃 15～20 克，生姜适量，盐少许。

做法：

1. 将龙骨洗净焯水，牛大力、五指毛桃提前浸泡半小时。

2. 上述食材放入砂锅，加入姜片，加入适量清水，武火煮开，文火煮 40 分钟，加少许盐，即可。

功效： 益气健脾，舒筋活络。

猪脊骨，岭南习称"龙骨"，也是"取象比类"和作药引之用。

牛大力和五指毛桃是岭南特有药材及汤料，其中五指毛桃（又名五爪龙），更是有"南芪"的美誉。据《中华本草》记载，五指毛桃性味甘平，健脾补肺，行气利湿，舒筋活络，主治脾虚浮肿、风湿痹痛、跌打损伤等。其有黄芪之功，又无黄芪之弊，岭南医患，均喜用之。牛大力同样性味甘平，具有补气益肺、舒筋活络之效。

此汤可作为上班族、久坐缺乏锻炼者的日常保健汤方或者肺脾气虚、寒湿痹阻型腰痛患者的食疗方。

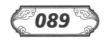

089

滋阴润燥——猪肤汤

中医经典《伤寒论》有一首"猪肤汤"，虽为治疗"少阴

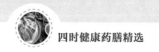

病，下利咽痛，胸满心烦"而设，但也是一个不错的保健良方，适用于阴虚内热体质者。

材料： 猪皮 400 克，大米 100 克，蜂蜜 200 毫升。

做法：

1. 将猪皮洗净焯水，刮去油脂；大米洗净晾干，打粉备用。

2. 将猪皮切小块，加足量清水熬煮至熟烂，加大米粉、蜂蜜搅匀，熬至香稠，即成。每日取 50 克服用。

功效： 滋阴润燥。

猪皮，《随息居饮食谱》谓其："甘，凉，清虚热，治下痢、心烦、咽痛。"此汤可作为阴虚内热体质者的保健之用，秋冬季节此类人群更易出现五心烦热、潮热汗出、皮肤干燥脱屑等症，因此间断食用，有一定的辅助治疗作用。另外，一些从事高温作业的人群，如厨师、锅炉工人等，也适合服用。

注意事项： 痰湿、湿热体质者不宜食用。

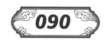

补肺益气——芋泥白果

南方地区的人们，餐后喜欢佐以适当的甜品。冬季正是吃芋头的季节，这里推荐一道潮州菜里面非常出名的甜品——芋泥白果。

材料: 槟榔芋 1 个,白砂糖、白果仁、猪油、香葱、白芝麻适量。

做法:

1. 将槟榔芋去皮切片,上锅蒸熟,香葱切花。

2. 白果仁加入白砂糖适量,上锅蒸 20 分钟。

3. 破壁机放入芋头及适量清水,将芋头打成糊状。

4. 热锅放入猪油,待猪油融化后,放入葱花炒香,倒入芋泥,加适量白砂糖,文火翻炒至芋泥稠厚。

5. 将芋泥放置盘底抹平,放上白果,撒上白芝麻,即成。

功效: 补肺益气,舒缓肠胃。

芋,《食疗本草》谓其:"平。上主宽缓肠胃,去死肌,令脂肉悦泽。"就是说它性平,具有使肠胃通畅舒缓的作用,可去死皮腐肉,使人的脂肪肌肉丰润,但不可过食。

白果,《随息居饮食谱》记载:"甘苦温。暖肺益气,定喘嗽,止带浊,缩小便。"

将芋头做成芋泥,可以减轻肠胃负担,更易消化,搭配白果,有补肺益气、舒缓肠胃之功。

注意事项: 糖尿病患者不宜食用。

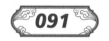

091

滋养脾胃——柴鱼花生炖排骨

一些体质偏弱者,或者慢性虚损性疾病的患者,大多脾胃

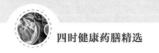

功能低下，不敢多食肥腻。那么，为了防止营养不良，选择适当的肉类，再与其他膳食进行合理搭配，就显得尤为重要。

材料：排骨500克，柴鱼干100克，花生100克，生姜、生抽、食盐适量。

做法：

1.将柴鱼干洗净，提前泡软切段；花生提前2小时浸泡；排骨焯水洗净；生姜洗净切片。

2.热锅下油，将柴鱼煸炒至微焦，放入排骨、花生、姜片，翻炒均匀，加适量生抽、食盐，倒入适量开水，转至砂锅，文火焖煮1小时，即成。

功效：补益气血，滋养脾胃，强壮筋骨。

排骨，可以补中益气，滋养脾胃，滋阴壮阳，强筋健骨；柴鱼是鳕鱼的干制品，广东习惯称为"柴鱼"，有健脾胃、益阴血的功效；花生功效见"章鱼莲藕花生汤"条，在此不再赘述。整道菜有补益气血、滋养脾胃、强壮筋骨的食疗作用。

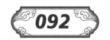

092

补益气血——归芪猪蹄汤

气血素虚之人，患病亦致迁延，如一些痈疽疮毒，处于正虚邪恋的胶着状态，此时除辨证处方用药之外，适当配合补益气血之食疗方，或可事半功倍。

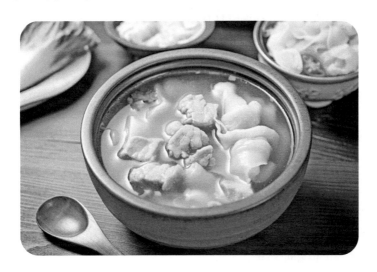

材料： 猪蹄600克，黄芪30克，当归6克，姜片适量，盐少许。

做法：

1. 将猪蹄焯水后捞出，黄芪、当归提前浸泡半小时。

2. 上述食材置于砂锅，加清水没过食材，炖煮1.5小时，加食盐少许。

功效： 补益气血。

猪蹄，《中国药膳大辞典》谓其："味甘、咸，性平。功能补血、通乳、托疮。主治妇人乳少、痈疽、疮毒等症。"

黄芪配伍当归，即众所周知的当归补血汤。另外，《外科正宗》之透脓散（外科名方，为托毒溃脓之剂，治正虚不能托毒，内已成脓，外不易溃，漫肿无头之痈疡），也用到归芪的组合。

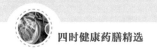

因此，此汤方对于产妇气血亏虚而致的乳汁不足，以及正虚邪恋之痈疽疮毒也有辅助食疗作用。

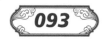

健脾益肾——芡莲山药猪尾汤

肾主蛰藏，肾司二便，肾气不足者，到了冬季，更易出现小便频多、小便清长等症。甚者，部分孩童夜间遗尿，老年人出现尿失禁。遇到这种情况，除辨证处方用药外，相应的药膳也是一个很好的补充。

材料：猪尾1条，莲子、芡实、山药各40克，大枣3枚。

做法：

1.猪尾刮去毛，洗净，切小段，焯水后取出；芡实、莲子、山药提前浸泡半小时；大枣去核。

2.将上述食材置于砂锅，加适量水，炖煮1小时，加食盐少许，即成。

功效：健脾益肾。

猪尾，民间相传其有壮腰益髓之功，能改善腰酸背痛，预防骨质疏松，青少年服用，更可促进骨骼发育，民间常用猪尾治疗遗尿。

芡实（一名鸡头米），《随息居饮食谱》谓其："甘平。补气，益肾，固精，耐饥渴，治二便不禁，强腰膝，止崩淋带浊。"

莲子,《随息居饮食谱》也称其:"鲜者甘、平。清心养胃……干者甘、温,可生可熟,安神补气,镇逆止呕,固下焦,已崩带、遗精,厚肠胃,愈二便不禁。"

山药味甘,性平,可补脾、肺、肾。

诸味合用,起到健脾益肾、固摄下焦的作用。

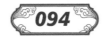

温养脾胃——五香鸭

许多胃肠功能失调之人,稍进肉食,往往腹胀嗳气,甚则腹泻。长期不耐肉食,往往引起营养不良,因而选择性味甘平之肉类,再配伍合适的佐料,显得尤为重要。

材料: 鸭肉800克,桂皮、八角茴香、草果各5克,小茴香、丁香各3克,山楂10克,葱姜、糖、黄酒、生抽、老抽适量。

做法:

1. 将鸭肉洗净切块,加入葱、姜,焯水后捞出,备用。

2. 热锅放油,放入冰糖炒至融化,倒入鸭块,翻炒至上色,放入五种香料和山楂,炒香后放入生抽、老抽、黄酒翻炒均匀,倒入开水没过食材,加盖焖煮至收汁,即成。

功效: 温补脾胃。

鸭肉,《随息居饮食谱》记载:"甘、凉。滋五脏之阴,清

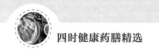
虚劳之热，补血行水，养胃生津。"

本汤选用的五种香料，均有温中和胃、暖肾助阳之功，脾胃虚寒者，多食有益。另外，选用山楂同煮，因其消食化积，尤擅消肉食，可免积滞之虞。如此搭配，既能增进营养，又可温养脾胃。

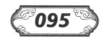

滋阴养颜抗疲劳——厚弥粥

岭南地区，无论是广府还是潮汕，均风靡食粥，如艇仔粥、砂锅粥等。苏东坡有书帖曰："夜饥甚，吴子野劝食白粥，云能推陈致新，粥既快美，利膈益胃，粥后一觉，妙不可言。"王孟英也提到"粥饭为世间第一补人食物"。

材料： 鲜鱿鱼250克，猪肉末50克，芋头1/4只，皮蛋1只，大米、咸蛋黄、干贝少量，蒜片、葱、姜丝、香菜、淀粉适量。

做法：

1. 将鲜鱿鱼切丝，加盐和蒜片腌制；猪肉末加少许淀粉、盐腌制；芋头切小粒；咸蛋黄、皮蛋捣碎。

2. 热锅放油，将芋头翻炒至七成熟，盛出备用。

3. 淘洗后的大米和干贝放入砂锅，加入足量清水，武火煮开，文火煮至七分熟，倒入芋头、猪肉末、皮蛋、咸蛋黄、姜丝煮开后，放入鱿鱼，煮熟，最后放入葱花和香菜，即成。

功效： 滋阴养胃，益智补虚。

中医学认为，鱿鱼具有补虚养气、滋阴养颜的功效。现代研究也证明，鱿鱼可降低血液中胆固醇的浓度，调节血压，保护神经纤维，活化细胞，对预防老年痴呆症等有一定功效。此外，鱿鱼还有助于肝脏的解毒、排毒，可促进身体的新陈代谢。鲜美的鱿鱼，搭配上述几样普通食材，可使整道粥品具有抗疲劳、滋阴养颜、延缓衰老等功效。

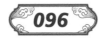

补益疗虚——芹椒鳗鱼锅

大量的科学研究表明，少吃红肉，多食白肉（鱼肉、鸡肉等）有益长寿，而鳗鱼更是鱼类中不可多得的优质食材，富含蛋白质、维生素和不饱和脂肪酸。

材料： 鳗鱼 500 克，胡椒、香芹、姜片适量。

做法：

1. 将鱼洗净切片，加适量盐腌制，胡椒碾碎。

2. 热锅下油，将鳗鱼煎至微焦，倒入足量开水，加入姜片、胡椒末，转至砂锅，文火焖煮 20 分钟，加入食盐、香芹即成。

功效： 补益疗虚。

鳗鱼（鳗鲡）普遍被认为有很好的补益作用，可用于各种虚弱性疾病，因其食性属寒性，主要用于滋补阴血，可补虚损，治虚劳。脾胃虚寒、容易腹胀、腹泻的患者则不宜用鳗鱼进补，

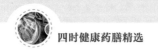

应先调理脾胃。

胡椒,《随息居饮食谱》称其:"辛热。温中除湿、化冷积,止冷痛,祛寒痰,已寒泻,杀一切鱼肉、鳖、蕈、阴冷食毒。"正可中和鳗鱼之寒,又可祛除鱼类之腥毒。

芹,《随息居饮食谱》谓其:"甘凉。清胃涤热,祛风,利口齿、咽喉、头目……"既能清利肠胃,防止积滞,又能提鲜。

整个菜肴搭配起来,中正平和,具有很好的补益疗虚作用。

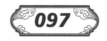

温中理气——丁香肉桂苹果茶

多食生冷水果,易生寒湿为患,通过巧妙搭配或加工,可达到满足日常所需水果的摄入,又能避免水果偏性而生痰湿,苹果搭配有特异香气的丁香、肉桂,沁人心脾且理气温中,可谓是"冬日特饮"。

材料:丁香5~6粒,肉桂2克,苹果1个。

做法:

1.将苹果去皮、核,切薄片,丁香、肉桂稍洗。

2.将上述材料放置于煮茶壶内,加清水500毫升,同煮15分钟,即成。

功效:温中理气、散寒。

丁香味辛，性温，归脾、胃、肺、肾经，可温中祛寒，补肾助阳。肉桂味辛、甘，性大热，可散寒止痛，温经通脉。苹果味甘，性凉，可益气润肺，生津止渴，消食顺气，可缓丁香、肉桂之燥。三者同用有温中理气、散寒之效。

注意事项：

1. 丁香不宜与郁金同用。

2. 阴虚、血虚内热者慎服本品。

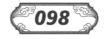

健脾养心安神——云苓莲子羹

心脾两虚的人，加上平时工作劳累，容易出现神疲力乏、四肢酸软、心悸不宁、少寐健忘等症，日常可用大米等主食搭配健脾养心安神的药材，制作羹汤。

材料： 莲子肉 30 克，粳米 40 克，茯苓 8 克。

做法： 将食材提前浸泡 2 小时，放入破壁机，加水适量，选择"米糊"模式，待破壁机停止工作，即成。

功效： 健脾养心，益肾安神。

莲子味甘、涩，性平，具有固肾益精、养心安神的功效。《食疗本草》载："主治五脏不足、伤中气绝，利益十二经脉、廿五络气血。"茯苓味甘、淡，性平，有健脾宁心的作用。二者加上养胃的粳米，有健脾养心、益肾安神的良效。

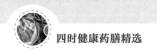
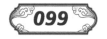

温胃消滞——米香普洱

冬日为抵御严寒，人们会摄入更多的食物，容易饮食积滞。这款温润的米香普洱，可消食导滞，健脾温胃。

材料： 大米 1 小把，陈皮 1/3 片，普洱 5 克。

做法：

1. 热锅，倒入大米，文火翻炒至表面焦黄，转至煮茶壶。
2. 壶内加入陈皮、普洱，加适量开水，煮沸 5 分钟，即成。

功效： 健脾，消食，和胃。

普洱属黑茶，具有降糖、降脂的作用，可消食导滞，可缓解冬季大量摄入食物而产生的肠胃负担，搭配陈皮消食和胃。大米炒焦，起焦香健脾作用。三者合用，有非常好的健脾、消食、温胃的作用。

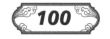

益智健脑——益智核桃老鸭汤

冬季老年人活动减少，血液循环变差，易出现记忆力下降、健忘等。本方适宜此类人群在冬季间断食用。

材料： 益智仁 5 克，山药 20 克，核桃仁 10 克，大枣 3 枚，香菇 2 个，老鸭肉 200 克，盐适量。

做法：

1. 将鸭肉切块，洗净焯水，备用；香菇泡发洗净，切四瓣。

2. 核桃放入开水，烫 1～2 分钟，然后把核桃捞出，泡入凉水中，去皮切小块。

3. 大枣去核，鲜山药洗净黏液，滤干切小圆片。

4. 将益智仁捣碎，装入隔渣袋，扎紧袋口备用。

5. 将鸭肉块、大枣、核桃仁块、益智、山药片、泡发好的香菇一并放入砂锅，加水武火煮开，再转文火煮 2 小时，调入盐，盛出即可。

功效： 益智健脑。

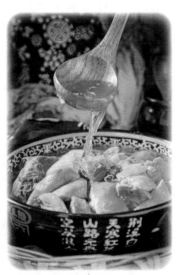

益智仁具有益智健脑、温肾固精的功效；核桃含有丰富的不饱和脂肪酸，补脑效果极佳；两者结合能够很好地增强大脑功能；怀山药补中益气；大枣补气养血；香菇增强免疫力。上药搭配食用，是难得的补益之品。

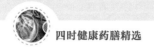
附 录

辨体施膳

中医学将人体体质分为平和、气虚、阴虚、阳虚、痰湿、湿热、气郁、血瘀、特禀9种不同的体质。由于体质的不同，人体对外环境的适应性，对疾病的易感性，对治疗的反应性及临床症状和体征都存在一定差异，药膳食疗的应用也因此不同。不同体质的人，只有服用了适合自己体质的药膳，才可以起到养生的作用，否则结果往往正好相反。

气虚体质（疲乏）：常食益气健脾的食物，如粳米、糯米、小米、山药、土豆、大枣、香菇、鸡肉、鹅肉、鹌鹑、牛肉、青鱼、鲢鱼；少吃耗气食物，如生萝卜、空心菜、槟榔等。中药可用甘温补气之品，如人参、山药、黄芪、白扁豆、茯苓等。药膳方如人参粥、黄芪粥、莲子猪肚汤等。

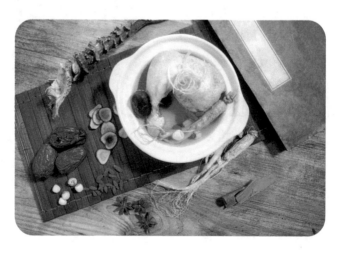

　　阳虚体质（怕冷）：饮食宜食温热补阳之品，如羊肉、狗肉、牛肉、韭菜、生姜等；少吃西瓜、梨等生冷食物，少饮绿茶。中药可选用补阳祛寒、温补肝肾之品，如鹿茸、海狗肾、蛤蚧、冬虫夏草、仙茅、肉苁蓉、杜仲、人参等。药膳方如当归生姜羊肉汤、韭菜炒虾仁、肉苁蓉酒、杜仲腰花等，慎食寒凉伤阳药膳。

　　痰湿体质（肥胖）：饮食宜多食健脾利湿、化痰祛湿的清淡食物，如白萝卜、金橘、葱、姜、枇杷、白果、海带、冬瓜、丝瓜、鲤鱼等；少食甜黏油腻之品，少喝酒。中药可选用温燥化湿之品，如赤小豆、茯苓、薏米、瓜蒌、白术、车前子等。药膳方如海带萝卜汤、薏苡仁粥、茯苓饼、冬瓜薏米煲瘦肉等。

　　湿热体质（长痘）：饮食宜食清热利湿之品，如西红柿、草莓、黄瓜、绿豆、芹菜、薏米、苦瓜、冬瓜、藕、泥鳅、河蚌等食物；少吃羊肉、韭菜、生姜、辣椒、胡椒、花椒等辛温滋腻及火锅、烹炸、烧烤等辛温助热的食物，限制钠盐摄入。中药可选用甘淡苦寒、清热利湿之品，如土茯苓、茵陈、黄芩、黄连、木棉花、栀子等。药膳方如茵陈粥、绿豆薏米粥、木棉花土茯苓煲猪肉、泥鳅炖豆腐等。

　　血瘀体质（长斑）：饮食宜食活血化瘀之品，如三七、红糖、丝瓜、玫瑰花、月季花、酒、桃仁、山楂，酒可少量常饮，醋可多食。中药可选用丹参、当归、川芎、怀牛膝等活血养血的药物。药膳方如山楂红糖粥、当归田七乌骨鸡、玫瑰花茶、山楂桃仁酒。

　　气郁体质（郁闷）：饮食宜多食行气食物，如黄花菜、海带、佛手、橙子（皮）荞麦、韭菜、茴香菜、大蒜、高粱、刀

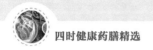
豆、玫瑰花、茉莉花等。中药可选用香附、小茴香、青皮、郁金等。药膳方如陈皮西米露、玫瑰花茶、甘麦大枣粥、合欢花猪肝汤等。

特禀体质（过敏）：饮食宜多食补气食物，如泥鳅、糯米、燕麦、羊肚、大枣、燕窝等。中药可选用人参、防风、黄芪、太子参、灵芝等。药膳方如固表粥、葱白红枣鸡肉粥、黄芪灵芝炖瘦肉、小麦山药汤等。

辨性选食

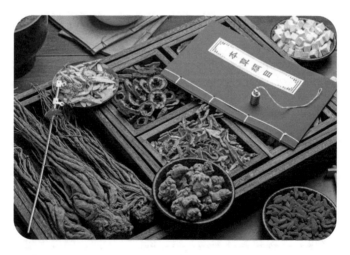

药膳的主要原料是中药。目前最常作为药膳原料的中药有70余种。这些药物在与食物配伍时都需要遵循中医理论和中药性味，才能相互补充、协调，起到养生的效果。

平性药食：党参、阿胶、茯苓、蜂蜜、酸枣仁、苹果、柿蒂、太子参、土茯苓、菟丝子、桃仁、天麻、乌梅、乌梢蛇、香附、郁李仁、玉米须、枳椇子、鹌鹑肉、鹌鹑蛋、白菜、鳖肉、赤小豆、蚕豆、葱根、草莓、大枣、鹅肉、橄榄、鸽肉、枸杞子、火麻仁、黄精、黑芝麻、鸡内金、桔梗、莱菔子、灵芝、莲子、南瓜子、藕节、秦艽、芡实、人参、桑枝、山药、胡萝卜、黑豆、黄豆、粳米、豇豆、鸡蛋、鲤鱼、木耳、牛肉、葡萄、枇杷、荞麦、丝瓜、银耳、燕窝、猪肉、猪蹄、鲫鱼、马铃薯。

　　凉性药食：薄荷、淡豆豉、冬瓜皮、大蓟、浮小麦、葛根、钩藤、牛黄、女贞子、山慈菇、西洋参、小蓟、薏苡仁、白萝卜、茶叶、橘、藕、茄子、小米、油菜、冬瓜、牛奶。

　　寒性药食：白鲜皮、白茅根、白及、白芍、板蓝根、百合、北沙参、鳖甲、蝉蜕、川贝母、赤芍、柴胡、穿心莲、丹参、地骨皮、淡竹叶、大黄、防己、瓜蒌、龟甲、海藻、海金沙、黄芩、黄连、黄柏、槐花、决明子、金钱草、金银花、菊花、苦参、昆布、芦根、龙胆、连翘、芦荟、牡丹皮、牡蛎、麦冬、马齿苋、牛蒡子、南沙参、蒲公英、枇杷叶、胖大海、桑白皮、桑椹、桑叶、石膏、生地黄、黄石、石决明、天冬、天花粉、夏枯草、玄参、茵陈、郁金、益母草、银柴胡、野菊花、玉竹、鱼腥草、泽泻、浙贝母、竹茹、竹沥、竹叶、朱砂、知母、栀子、菠菜、橙、番茄、黄瓜、苦瓜、梨、绿豆、猕猴桃、生菜、兔肉、香蕉、鸭肉、竹笋、驴肉。

　　温性药食：艾叶、白芷、白术、白扁豆、百部、槟榔、补骨脂、葱白、苍术、陈皮、川芎、独活、丁香、刀豆、大枣、杜仲、冬虫夏草、当归、防风、覆盆子、佛手、桂枝、高良姜、花椒、红花、藿香、厚朴、黄芪、核桃仁、荆芥、韭菜子、苦杏仁、款冬花、鹿茸、龙眼肉、木瓜、木香、麻黄、玫瑰花、青皮、肉苁蓉、砂仁、熟地黄、生姜、山楂、神曲、使君子、三七、沙棘、五灵脂、五味子、小茴香、香薷、薤白、延胡索、远志、饴糖、益智仁、紫苏、紫菀、枳实、板栗、大麦、刀豆、红糖、韭菜、芥菜、鹿肉、木瓜、糯米、南瓜、小麦、香菜、洋葱、樱桃、羊肉、猪肚、猪肝、茴香。

热性药食：高良姜、附子、干生姜、胡椒、肉桂、芥子、桃、荜茇。

烹饪方法

药膳讲究烹饪方法，选择合适的烹饪方法能充分发挥食药材的营养作用，常用烹饪方法有炖、焖、煨、蒸、熬煮等。下面介绍两种常见煲汤和煲粥的方法。

煲汤法

煲是在食材中加入适量清水，同放在锅内煮。一般来说煲汤的时间较长，滚汤时间较短。

常用的煲汤法有 3 种：

1. 传统法：各位街坊多喜爱饮用"够火候"的汤水，汤味浓郁可口。

煲法：将食材和配料洗干净，同放入锅内，加适量清水，先用武火（旺火）煮滚，转文火（小火）煲 2～3 小时，再加入调味料即可。有些食材需要"飞水"，如猪骨头等，以去除血肉腥味。"飞水"的意思就是把猪骨、肉类放入锅中煮沸 1～2 分钟，捞起，沥干水分。

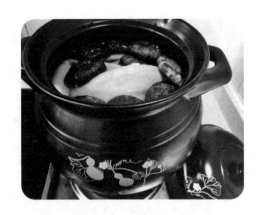

2.煎滚法：**汤颜色奶白，味道香浓。**

煲法：先用武火（旺火）起锅下油，将物料（如鱼类）放入锅内煎过，加入适量沸水和配料，然后转入砂锅，用文火煲。

3.清滚法：**汤色清淡，味鲜气香。**

煲法：先将锅内清水烧滚，加入食盐、油，再放入物料，物料煮熟即可。

煲粥法

1.白粥：**明火白粥，粥色奶白，黏稠，清香。**

煲法：以大米为原料，配少许腐竹、白果，均洗净。先将淘洗后的大米放入锅内，根据稠稀喜好，加入适量清水，用武火煮滚，然后放入上料转文火（小火）煲至米烂、黏稠，呈半流质状便成。

2.味粥：以大米、小米、荞麦等为主原料，根据功效要求添加不同的配料（肉类、鱼类、豆类或食用药材）煲煮而成。

煲法：先按白粥煲法，将大米等主原料淘净后放入锅内，注入适量清水用武火煮沸后，改文火，然后根据不同配料煎煮时间适时添加，煲至米烂、黏稠，最后加入调味料即成。

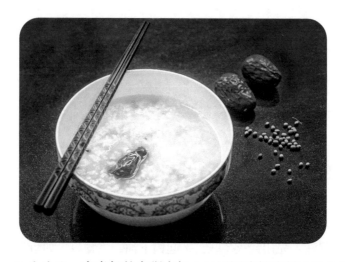

3. 生滚法：在煮好的白粥中加入已用调味料腌制过的鱼片、肉片、猪肝、海鲜等，调整火候滚熟而成。生滚粥的特点是鲜甜，粥底绵软顺滑清爽，食材鲜美，和材料融合为一个有机整体。

煲法：预先煮好一锅白粥，在白粥中加入新鲜肉料，烧开后转小火，持续滚煮片刻。最后根据个人口味，可以加入适量的调味品。